Renate Sültz & Uwe H. Sültz

Pflegetagebuch

für einen Monat

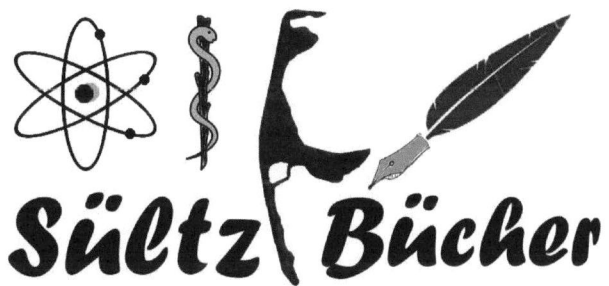

BoD – Books on Demand

Norderstedt 2018

Bibliografische Informationen durch die Deutsche Nationalbibliothek.

Die Deutsche Nationalbibliothek verzeichnet diese Publikation in der Deutschen Nationalbibliografie; detaillierte bibliografische Daten sind im Internet über http://dnb.dnb.de abrufbar.

© 2018 Renate Sültz & Uwe H. Sültz

Herstellung und Verlag:

BoD – Books on Demand, Norderstedt

ISBN 9-78374-6-09380-2

Pflegebedürftiger:
Name/Vorname: Adresse: geboren am:

Unterschrift:
Gesetzliche/r Vertreter/in, Bevollmächtigte/r,
Betreuer/in:
Name/Vorname: Adresse: Telefon:

Unterschrift:
Person/en, die das Tagebuch führen:
Name/Vorname: Adresse: Telefon:

Unterschrift:
Name/Vorname: Adresse: Telefon:

Unterschrift:

Verordnete Medikamente:

Datum:

Modul 1: Mobilität — Wie oft oder wie lange benötigen Sie Hilfe?

	selbstständig	überwiegend selbstständig	überwiegend unselbstständig	unselbstständig	Anmerkungen
Positionswechsel im Bett					
Stabil sitzen					
Umsetzen					
Bewegung in der Wohnung					
Treppensteigen					

Modul 2: Kognitive und kommunikative Fähigkeiten

	Fähigkeit vorhanden	Fähigkeit größtenteils vorhanden	Fähigkeit gering vorhanden	Fähigkeit nicht vorhanden	Anmerkungen
Erkennen von bekannten Personen					
Räumliche Orientierung					
Zeitliche Orientierung					
Erinnern an wichtige Ereignisse					
Mehrschrittige Alltagshandlungen					
Entscheidungen treffen					
Informationen verstehen					
Gefahren erkennen					
Bedürfnisse mitteilen					
Aufforderungen verstehen					
Gespräche führen					

Notizen

Modul 3: Verhaltensweisen und psychische Problemlagen

Pflege	Nie oder sehr selten	Selten (wöchentlich)	Häufig (2-3x/Woche)	Täglich	Anmerkungen
Motorische Auffälligkeiten (z.B. Rastlos sein)					
Nächtliche Unruhe					
Selbstschädigendes Verhalten (z. B. sich kratzen)					
Beschädigen von Dingen					
Psychisch aggressives Verhalten gegenüber Anderen					
Verbal aggressives Verhalten gegenüber Anderen					
Andere verbale Auffälligkeiten					
Abwehr pflegerischer Maßnahmen					
Wahnvorstellungen					
Ängste					
Antriebslosigkeit oder Depression					
Sozial unangemessenes Verhalten					
Sonstiges pflegerelevantes unangemessenes Verhalten					

Notizen

Modul 4: Selbstversorgung & Kontinenz

Pflege	selbstständig	überwiegend selbstständig	überwiegend unselbstständig	unselbstständig	Anmerkungen
Oberkörper vorne waschen					
Kopf waschen					
Intimbereich waschen					
Duschen/Baden inkl. Haare					
Oberkörper an- und auskleiden					
Unterkörper an- und auskleiden					
Essen und Trinken mundgerecht zerteilen bzw. eingießen					
Essen richtig einnehmen					
Trinken richtig einnehmen					
Toilette benutzen					
Mit Harninkontinenz umgehen (z. B. Urinbeutel leeren)					
Mit Stuhlinkontinenz umgehen (z. B. Stoma versorgen)					
Umgang mit der Sonde					

Kontinenz	überwiegend inkontinent	komplett inkontinent
Urin		
Stuhl		

Notizen

Modul 5: Selbstständiger Umgang mit Krankheiten & Therapien

Pflege	selbstständig	Hilfe nötig pro Woche	Hilfe nötig pro Monat	Anmerkungen
Medikamente nehmen				
Injektionen				
intravenöse Zugänge				
Absaugen und Sauer-stoffgabe				
Kälte- und Wärmean-wendungen und Einreiben				
Messen und deuten von Körperzuständen				
Körpernahe Hilfsmittel				
Verbandswechsel				
Versorgung mit Stoma				
Einmalkatheter und Abführmittel				
Häusliche Therapie-maßnahmen				
Zeit- und technik-intensive Maßnahmen				
Arztbesuche bewältigen				
Therapeutenbesuche be-wältigen				
Lange Besuche bei Arzt oder Therapeut (ab 3 Stunden)				
Diät oder andere Vorschriften einhalten				

Notizen

Modul 6: Alltagsleben und soziale Kontakte

	selbstständig	überwiegend selbstständig	überwiegend unselbstständig	unselbstständig Anmerkungen
Tagesablauf gestalten				
Ruhen und schlafen				
Sich beschäftigen				
Pläne machen				
Interaktion mit nahestehenden Personen				
Interaktion mit nahestehenden Personen				
Interaktion mit anderen Personen				

Notizen

Datum:

Modul 1: Mobilität — Wie oft oder wie lange benötigen Sie Hilfe?

	selbstständig	überwiegend selbstständig	überwiegend unselbstständig	unselbstständig	Anmerkungen
Positionswechsel im Bett					
Stabil sitzen					
Umsetzen					
Bewegung in der Wohnung					
Treppensteigen					

Modul 2: Kognitive und kommunikative Fähigkeiten

	Fähigkeit vorhanden	Fähigkeit größtenteils vorhanden	Fähigkeit gering vorhanden	Fähigkeit nicht vorhanden	Anmerkungen
Erkennen von bekannten Personen					
Räumliche Orientierung					
Zeitliche Orientierung					
Erinnern an wichtige Ereignisse					
Mehrschrittige Alltagshandlungen					
Entscheidungen treffen					
Informationen verstehen					
Gefahren erkennen					
Bedürfnisse mitteilen					
Aufforderungen verstehen					
Gespräche führen					

Notizen

Modul 3: Verhaltensweisen und psychische Problemlagen

Pflege	Nie oder sehr selten	Selten (wöchentlich)	Häufig (2-3x/Woche)	Täglich	Anmerkungen
Motorische Auffälligkeiten (z.B. Rastlos sein)					
Nächtliche Unruhe					
Selbstschädigendes Verhalten (z. B. sich kratzen)					
Beschädigen von Dingen					
Psychisch aggressives Verhalten gegenüber Anderen					
Verbal aggressives Verhalten gegenüber Anderen					
Andere verbale Auffälligkeiten					
Abwehr pflegerischer Maßnahmen					
Wahnvorstellungen					
Ängste					
Antriebslosigkeit oder Depression					
Sozial unangemessenes Verhalten					
Sonstiges pflegerelevantes unangemessenes Verhalten					

Notizen

Modul 4: Selbstversorgung & Kontinenz

Pflege	selbstständig	überwiegend selbstständig	überwiegend unselbstständig	unselbstständig	Anmerkungen
Oberkörper vorne waschen					
Kopf waschen					
Intimbereich waschen					
Duschen/Baden inkl. Haare					
Oberkörper an- und auskleiden					
Unterkörper an- und auskleiden					
Essen und Trinken mundgerecht zerteilen bzw. eingießen					
Essen richtig einnehmen					
Trinken richtig einnehmen					
Toilette benutzen					
Mit Harninkontinenz umgehen (z. B. Urinbeutel leeren)					
Mit Stuhlinkontinenz umgehen (z. B. Stoma versorgen)					
Umgang mit der Sonde					

Kontinenz	überwiegend inkontinent	komplett inkontinent
Urin		
Stuhl		

Notizen

Modul 5: Selbstständiger Umgang mit Krankheiten & Therapien

Pflege	selbstständig	Hilfe nötig pro Woche	Hilfe nötig pro Monat	Anmerkungen
Medikamente nehmen				
Injektionen				
intravenöse Zugänge				
Absaugen und Sauer-stoffgabe				
Kälte- und Wärmean-wendungen und Einreiben				
Messen und deuten von Körperzuständen				
Körpernahe Hilfsmittel				
Verbandswechsel				
Versorgung mit Stoma				
Einmalkatheter und Abführmittel				
Häusliche Therapie-maßnahmen				
Zeit- und technik-intensive Maßnahmen				
Arztbesuche bewältigen				
Therapeutenbesuche be-wältigen				
Lange Besuche bei Arzt oder Therapeut (ab 3 Stunden)				
Diät oder andere Vorschriften einhalten				

Notizen

Modul 6: Alltagsleben und soziale Kontakte

	selbstständig	überwiegend selbstständig	überwiegend unselbstständig	unselbstständig Anmerkungen
Tagesablauf gestalten				
Ruhen und schlafen				
Sich beschäftigen				
Pläne machen				
Interaktion mit nahestehenden Personen				
Interaktion mit nahe-stehenden Personen				
Interaktion mit anderen Personen				

Notizen

Datum:

Modul 1: Mobilität

Wie oft oder wie lange benötigen Sie Hilfe?

	selbstständig	überwiegend selbstständig	überwiegend unselbstständig	unselbstständig	Anmerkungen
Positionswechsel im Bett					
Stabil sitzen					
Umsetzen					
Bewegung in der Wohnung					
Treppensteigen					

Modul 2: Kognitive und kommunikative Fähigkeiten

	Fähigkeit vorhanden	Fähigkeit größtenteils vorhanden	Fähigkeit gering vorhanden	Fähigkeit nicht vorhanden	Anmerkungen
Erkennen von bekannten Personen					
Räumliche Orientierung					
Zeitliche Orientierung					
Erinnern an wichtige Ereignisse					
Mehrschrittige Alltagshandlungen					
Entscheidungen treffen					
Informationen verstehen					
Gefahren erkennen					
Bedürfnisse mitteilen					
Aufforderungen verstehen					
Gespräche führen					

Notizen

Modul 3: Verhaltensweisen und psychische Problemlagen

Pflege	Nie oder sehr selten	Selten (wöchentlich)	Häufig (2-3x/Woche)	Täglich	Anmerkungen
Motorische Auffälligkeiten (z.B. Rastlos sein)					
Nächtliche Unruhe					
Selbstschädigendes Verhalten (z. B. sich kratzen)					
Beschädigen von Dingen					
Psychisch aggressives Verhalten gegenüber Anderen					
Verbal aggressives Verhalten gegenüber Anderen					
Andere verbale Auffälligkeiten					
Abwehr pflegerischer Maßnahmen					
Wahnvorstellungen					
Ängste					
Antriebslosigkeit oder Depression					
Sozial unangemessenes Verhalten					
Sonstiges pflegerelevantes unangemessenes Verhalten					

Notizen

Modul 4: Selbstversorgung & Kontinenz

Pflege	selbstständig	überwiegend selbstständig	überwiegend unselbstständig	unselbstständig	Anmerkungen
Oberkörper vorne waschen					
Kopf waschen					
Intimbereich waschen					
Duschen/Baden inkl. Haare					
Oberkörper an- und auskleiden					
Unterkörper an- und auskleiden					
Essen und Trinken mundgerecht zerteilen bzw. eingießen					
Essen richtig einnehmen					
Trinken richtig einnehmen					
Toilette benutzen					
Mit Harninkontinenz umgehen (z. B. Urinbeutel leeren)					
Mit Stuhlinkontinenz umgehen (z. B. Stoma versorgen)					
Umgang mit der Sonde					

Kontinenz	überwiegend inkontinent	komplett inkontinent
Urin		
Stuhl		

Notizen

Modul 5: Selbstständiger Umgang mit Krankheiten & Therapien

Pflege	selbstständig	Hilfe nötig pro Woche	Hilfe nötig pro Monat	Anmerkungen
Medikamente nehmen				
Injektionen				
intravenöse Zugänge				
Absaugen und Sauerstoffgabe				
Kälte- und Wärmeanwendungen und Einreiben				
Messen und deuten von Körperzuständen				
Körpernahe Hilfsmittel				
Verbandswechsel				
Versorgung mit Stoma				
Einmalkatheter und Abführmittel				
Häusliche Therapiemaßnahmen				
Zeit- und technikintensive Maßnahmen				
Arztbesuche bewältigen				
Therapeutenbesuche bewältigen				
Lange Besuche bei Arzt oder Therapeut (ab 3 Stunden)				
Diät oder andere Vorschriften einhalten				

Notizen

Modul 6: Alltagsleben und soziale Kontakte

	selbstständig	überwiegend selbstständig	überwiegend unselbstständig	unselbstständig Anmerkungen
Tagesablauf gestalten				
Ruhen und schlafen				
Sich beschäftigen				
Pläne machen				
Interaktion mit nahestehenden Personen				
Interaktion mit nahe-stehenden Personen				
Interaktion mit anderen Personen				

Notizen

Datum:

Modul 1: Mobilität   Wie oft oder wie lange benötigen Sie Hilfe?

	selbstständig	überwiegend selbstständig	überwiegend unselbstständig	unselbstständig	Anmerkungen
Positionswechsel im Bett					
Stabil sitzen					
Umsetzen					
Bewegung in der Wohnung					
Treppensteigen					

Modul 2: Kognitive und kommunikative Fähigkeiten

	Fähigkeit vorhanden	Fähigkeit größtenteils vorhanden	Fähigkeit gering vorhanden	Fähigkeit nicht vorhanden	Anmerkungen
Erkennen von bekannten Personen					
Räumliche Orientierung					
Zeitliche Orientierung					
Erinnern an wichtige Ereignisse					
Mehrschrittige Alltagshandlungen					
Entscheidungen treffen					
Informationen verstehen					
Gefahren erkennen					
Bedürfnisse mitteilen					
Aufforderungen verstehen					
Gespräche führen					

Notizen

Modul 3: Verhaltensweisen und psychische Problemlagen

Pflege	Nie oder sehr selten	Selten (wöchentlich)	Häufig (2-3x/Woche)	Täglich	Anmerkungen
Motorische Auffälligkeiten (z.B. Rastlos sein)					
Nächtliche Unruhe					
Selbstschädigendes Verhalten (z. B. sich kratzen)					
Beschädigen von Dingen					
Psychisch aggressives Verhalten gegenüber Anderen					
Verbal aggressives Verhalten gegenüber Anderen					
Andere verbale Auffälligkeiten					
Abwehr pflegerischer Maßnahmen					
Wahnvorstellungen					
Ängste					
Antriebslosigkeit oder Depression					
Sozial unangemessenes Verhalten					
Sonstiges pflegerelevantes unangemessenes Verhalten					

Notizen

Modul 4: Selbstversorgung & Kontinenz

Pflege	selbstständig	überwiegend selbstständig	überwiegend unselbstständig	unselbstständig	Anmerkungen
Oberkörper vorne waschen					
Kopf waschen					
Intimbereich waschen					
Duschen/Baden inkl. Haare					
Oberkörper an- und auskleiden					
Unterkörper an- und auskleiden					
Essen und Trinken mund- gerecht zerteilen bzw. eingießen					
Essen richtig einnehmen					
Trinken richtig einnehmen					
Toilette benutzen					
Mit Harninkontinenz umgehen (z. B. Urinbeutel leeren)					
Mit Stuhlinkontinenz umgehen (z. B. Stoma versorgen)					
Umgang mit der Sonde					

Kontinenz	überwiegend inkontinent	komplett inkontinent
Urin		
Stuhl		

Notizen

Modul 5: Selbstständiger Umgang mit Krankheiten & Therapien

Pflege	selbstständig	Hilfe nötig pro Woche	Hilfe nötig pro Monat	Anmerkungen
Medikamente nehmen				
Injektionen				
intravenöse Zugänge				
Absaugen und Sauer- stoffgabe				
Kälte- und Wärmean- wendungen und Einreiben				
Messen und deuten von Körperzuständen				
Körpernahe Hilfsmittel				
Verbandswechsel				
Versorgung mit Stoma				
Einmalkatheter und Abführmittel				
Häusliche Therapie- maßnahmen				
Zeit- und technik- intensive Maßnahmen				
Arztbesuche bewältigen				
Therapeutenbesuche be- wältigen				
Lange Besuche bei Arzt oder Therapeut (ab 3 Stunden)				
Diät oder andere Vorschriften einhalten				

Notizen

Modul 6: Alltagsleben und soziale Kontakte

	selbstständig	überwiegend selbstständig	überwiegend unselbstständig	unselbstständig Anmerkungen
Tagesablauf gestalten				
Ruhen und schlafen				
Sich beschäftigen				
Pläne machen				
Interaktion mit nahestehenden Personen				
Interaktion mit nahestehenden Personen				
Interaktion mit anderen Personen				

Notizen

Datum:

Modul 1: Mobilität   Wie oft oder wie lange benötigen Sie Hilfe?

	selbstständig	überwiegend selbstständig	überwiegend unselbstständig	unselbstständig	Anmerkungen
Positionswechsel im Bett					
Stabil sitzen					
Umsetzen					
Bewegung in der Wohnung					
Treppensteigen					

Modul 2: Kognitive und kommunikative Fähigkeiten

	Fähigkeit vorhanden	Fähigkeit größtenteils vorhanden	Fähigkeit gering vorhanden	Fähigkeit nicht vorhanden	Anmerkungen
Erkennen von bekannten Personen					
Räumliche Orientierung					
Zeitliche Orientierung					
Erinnern an wichtige Ereignisse					
Mehrschrittige Alltagshandlungen					
Entscheidungen treffen					
Informationen verstehen					
Gefahren erkennen					
Bedürfnisse mitteilen					
Aufforderungen verstehen					
Gespräche führen					

Notizen

Modul 3: Verhaltensweisen und psychische Problemlagen

Pflege	Nie oder sehr selten	Selten (wöchentlich)	Häufig (2-3x/Woche)	Täglich	Anmerkungen
Motorische Auffälligkeiten (z.B. Rastlos sein)					
Nächtliche Unruhe					
Selbstschädigendes Verhalten (z. B. sich kratzen)					
Beschädigen von Dingen					
Psychisch aggressives Verhalten gegenüber Anderen					
Verbal aggressives Verhalten gegenüber Anderen					
Andere verbale Auffälligkeiten					
Abwehr pflegerischer Maßnahmen					
Wahnvorstellungen					
Ängste					
Antriebslosigkeit oder Depression					
Sozial unangemessenes Verhalten					
Sonstiges pflegerelevantes unangemessenes Verhalten					

Notizen

Modul 4: Selbstversorgung & Kontinenz

Pflege	selbstständig	überwiegend selbstständig	überwiegend unselbstständig	unselbstständig	Anmerkungen
Oberkörper vorne waschen					
Kopf waschen					
Intimbereich waschen					
Duschen/Baden inkl. Haare					
Oberkörper an- und auskleiden					
Unterkörper an- und auskleiden					
Essen und Trinken mundgerecht zerteilen bzw. eingießen					
Essen richtig einnehmen					
Trinken richtig einnehmen					
Toilette benutzen					
Mit Harninkontinenz umgehen (z. B. Urinbeutel leeren)					
Mit Stuhlinkontinenz umgehen (z. B. Stoma versorgen)					
Umgang mit der Sonde					

Kontinenz	überwiegend inkontinent	komplett inkontinent
Urin		
Stuhl		

Notizen

Modul 5: Selbstständiger Umgang mit Krankheiten & Therapien

Pflege	selbstständig	Hilfe nötig pro Woche	Hilfe nötig pro Monat	Anmerkungen
Medikamente nehmen				
Injektionen				
intravenöse Zugänge				
Absaugen und Sauer- stoffgabe				
Kälte- und Wärmean- wendungen und Einreiben				
Messen und deuten von Körperzuständen				
Körpernahe Hilfsmittel				
Verbandswechsel				
Versorgung mit Stoma				
Einmalkatheter und Abführmittel				
Häusliche Therapie- maßnahmen				
Zeit- und technik- intensive Maßnahmen				
Arztbesuche bewältigen				
Therapeutenbesuche be- wältigen				
Lange Besuche bei Arzt oder Therapeut (ab 3 Stunden)				
Diät oder andere Vorschriften einhalten				

Notizen

Modul 6: Alltagsleben und soziale Kontakte

	selbstständig	überwiegend selbstständig	überwiegend unselbstständig	unselbstständig Anmerkungen
Tagesablauf gestalten				
Ruhen und schlafen				
Sich beschäftigen				
Pläne machen				
Interaktion mit nahestehenden Personen				
Interaktion mit nahestehenden Personen				
Interaktion mit anderen Personen				

Notizen

Datum:

Modul 1: Mobilität — Wie oft oder wie lange benötigen Sie Hilfe?

	selbstständig	überwiegend selbstständig	überwiegend unselbstständig	unselbstständig	Anmerkungen
Positionswechsel im Bett					
Stabil sitzen					
Umsetzen					
Bewegung in der Wohnung					
Treppensteigen					

Modul 2: Kognitive und kommunikative Fähigkeiten

	Fähigkeit vorhanden	Fähigkeit größtenteils vorhanden	Fähigkeit gering vorhanden	Fähigkeit nicht vorhanden	Anmerkungen
Erkennen von bekannten Personen					
Räumliche Orientierung					
Zeitliche Orientierung					
Erinnern an wichtige Ereignisse					
Mehrschrittige Alltagshandlungen					
Entscheidungen treffen					
Informationen verstehen					
Gefahren erkennen					
Bedürfnisse mitteilen					
Aufforderungen verstehen					
Gespräche führen					

Notizen

Modul 3: Verhaltensweisen und psychische Problemlagen

Pflege	Nie oder sehr selten	Selten (wöchentlich)	Häufig (2-3x/Woche)	Täglich	Anmerkungen
Motorische Auffälligkeiten (z.B. Rastlos sein)					
Nächtliche Unruhe					
Selbstschädigendes Verhalten (z. B. sich kratzen)					
Beschädigen von Dingen					
Psychisch aggressives Verhalten gegenüber Anderen					
Verbal aggressives Verhalten gegenüber Anderen					
Andere verbale Auffälligkeiten					
Abwehr pflegerischer Maßnahmen					
Wahnvorstellungen					
Ängste					
Antriebslosigkeit oder Depression					
Sozial unangemessenes Verhalten					
Sonstiges pflegerelevantes unangemessenes Verhalten					

Notizen

Modul 4: Selbstversorgung & Kontinenz

Pflege	selbstständig	überwiegend selbstständig	überwiegend unselbstständig	unselbstständig	Anmerkungen
Oberkörper vorne waschen					
Kopf waschen					
Intimbereich waschen					
Duschen/Baden inkl. Haare					
Oberkörper an- und auskleiden					
Unterkörper an- und auskleiden					
Essen und Trinken mund- gerecht zerteilen bzw. eingießen					
Essen richtig einnehmen					
Trinken richtig einnehmen					
Toilette benutzen					
Mit Harninkontinenz umgehen (z. B. Urinbeutel leeren)					
Mit Stuhlinkontinenz umgehen (z. B. Stoma versorgen)					
Umgang mit der Sonde					

Kontinenz	überwiegend inkontinent	komplett inkontinent
Urin		
Stuhl		

Notizen

Modul 5: Selbstständiger Umgang mit Krankheiten & Therapien

Pflege	selbstständig	Hilfe nötig pro Woche	Hilfe nötig pro Monat	Anmerkungen
Medikamente nehmen				
Injektionen				
intravenöse Zugänge				
Absaugen und Sauer-stoffgabe				
Kälte- und Wärmean-wendungen und Einreiben				
Messen und deuten von Körperzuständen				
Körpernahe Hilfsmittel				
Verbandswechsel				
Versorgung mit Stoma				
Einmalkatheter und Abführmittel				
Häusliche Therapie-maßnahmen				
Zeit- und technik-intensive Maßnahmen				
Arztbesuche bewältigen				
Therapeutenbesuche be-wältigen				
Lange Besuche bei Arzt oder Therapeut (ab 3 Stunden)				
Diät oder andere Vorschriften einhalten				

Notizen

Modul 6: Alltagsleben und soziale Kontakte

	selbstständig	überwiegend selbstständig	überwiegend unselbstständig	unselbstständig Anmerkungen
Tagesablauf gestalten				
Ruhen und schlafen				
Sich beschäftigen				
Pläne machen				
Interaktion mit nahestehenden Personen				
Interaktion mit nahestehenden Personen				
Interaktion mit anderen Personen				

Notizen

Datum:

Modul 1: Mobilität

Wie oft oder wie lange benötigen Sie Hilfe?

	selbstständig	überwiegend selbstständig	überwiegend unselbstständig	unselbstständig	Anmerkungen
Positionswechsel im Bett					
Stabil sitzen					
Umsetzen					
Bewegung in der Wohnung					
Treppensteigen					

Modul 2: Kognitive und kommunikative Fähigkeiten

	Fähigkeit vorhanden	Fähigkeit größtenteils vorhanden	Fähigkeit gering vorhanden	Fähigkeit nicht vorhanden	Anmerkungen
Erkennen von bekannten Personen					
Räumliche Orientierung					
Zeitliche Orientierung					
Erinnern an wichtige Ereignisse					
Mehrschrittige Alltagshandlungen					
Entscheidungen treffen					
Informationen verstehen					
Gefahren erkennen					
Bedürfnisse mitteilen					
Aufforderungen verstehen					
Gespräche führen					

Notizen

Modul 3: Verhaltensweisen und psychische Problemlagen

Pflege	Nie oder sehr selten	Selten (wöchentlich)	Häufig (2-3x/Woche)	Täglich	Anmerkungen
Motorische Auffälligkeiten (z.B. Rastlos sein)					
Nächtliche Unruhe					
Selbstschädigendes Verhalten (z. B. sich kratzen)					
Beschädigen von Dingen					
Psychisch aggressives Verhalten gegenüber Anderen					
Verbal aggressives Verhalten gegenüber Anderen					
Andere verbale Auffälligkeiten					
Abwehr pflegerischer Maßnahmen					
Wahnvorstellungen					
Ängste					
Antriebslosigkeit oder Depression					
Sozial unangemessenes Verhalten					
Sonstiges pflegerelevantes unangemessenes Verhalten					

Notizen

Modul 4: Selbstversorgung & Kontinenz

Pflege	selbstständig	überwiegend selbstständig	überwiegend unselbstständig	unselbstständig	Anmerkungen
Oberkörper vorne waschen					
Kopf waschen					
Intimbereich waschen					
Duschen/Baden inkl. Haare					
Oberkörper an- und auskleiden					
Unterkörper an- und auskleiden					
Essen und Trinken mund-gerecht zerteilen bzw. eingießen					
Essen richtig einnehmen					
Trinken richtig einnehmen					
Toilette benutzen					
Mit Harninkontinenz umgehen (z. B. Urinbeutel leeren)					
Mit Stuhlinkontinenz umgehen (z. B. Stoma versorgen)					
Umgang mit der Sonde					

Kontinenz	überwiegend inkontinent	komplett inkontinent
Urin		
Stuhl		

Notizen

Modul 5: Selbstständiger Umgang mit Krankheiten & Therapien

Pflege	selbstständig	Hilfe nötig pro Woche	Hilfe nötig pro Monat	Anmerkungen
Medikamente nehmen				
Injektionen				
intravenöse Zugänge				
Absaugen und Sauerstoffgabe				
Kälte- und Wärmeanwendungen und Einreiben				
Messen und deuten von Körperzuständen				
Körpernahe Hilfsmittel				
Verbandswechsel				
Versorgung mit Stoma				
Einmalkatheter und Abführmittel				
Häusliche Therapiemaßnahmen				
Zeit- und technikintensive Maßnahmen				
Arztbesuche bewältigen				
Therapeutenbesuche bewältigen				
Lange Besuche bei Arzt oder Therapeut (ab 3 Stunden)				
Diät oder andere Vorschriften einhalten				

Notizen

Modul 6: Alltagsleben und soziale Kontakte

	selbstständig	überwiegend selbstständig	überwiegend unselbstständig	unselbstständig Anmerkungen
Tagesablauf gestalten				
Ruhen und schlafen				
Sich beschäftigen				
Pläne machen				
Interaktion mit nahestehenden Personen				
Interaktion mit nahe-stehenden Personen				
Interaktion mit anderen Personen				

Notizen

Datum:

Modul 1: Mobilität — Wie oft oder wie lange benötigen Sie Hilfe?

	selbstständig	überwiegend selbstständig	überwiegend unselbstständig	unselbstständig	Anmerkungen
Positionswechsel im Bett					
Stabil sitzen					
Umsetzen					
Bewegung in der Wohnung					
Treppensteigen					

Modul 2: Kognitive und kommunikative Fähigkeiten

	Fähigkeit vorhanden	Fähigkeit größtenteils vorhanden	Fähigkeit gering vorhanden	Fähigkeit nicht vorhanden	Anmerkungen
Erkennen von bekannten Personen					
Räumliche Orientierung					
Zeitliche Orientierung					
Erinnern an wichtige Ereignisse					
Mehrschrittige Alltagshandlungen					
Entscheidungen treffen					
Informationen verstehen					
Gefahren erkennen					
Bedürfnisse mitteilen					
Aufforderungen verstehen					
Gespräche führen					

Notizen

Modul 3: Verhaltensweisen und psychische Problemlagen

Pflege	Nie oder sehr selten	Selten (wöchentlich)	Häufig (2-3x/Woche)	Täglich	Anmerkungen
Motorische Auffälligkeiten (z.B. Rastlos sein)					
Nächtliche Unruhe					
Selbstschädigendes Verhalten (z. B. sich kratzen)					
Beschädigen von Dingen					
Psychisch aggressives Verhalten gegenüber Anderen					
Verbal aggressives Verhalten gegenüber Anderen					
Andere verbale Auffälligkeiten					
Abwehr pflegerischer Maßnahmen					
Wahnvorstellungen					
Ängste					
Antriebslosigkeit oder Depression					
Sozial unangemessenes Verhalten					
Sonstiges pflegerelevantes unangemessenes Verhalten					

Notizen

Modul 4: Selbstversorgung & Kontinenz

Pflege	selbstständig	überwiegend selbstständig	überwiegend unselbstständig	unselbstständig	Anmerkungen
Oberkörper vorne waschen					
Kopf waschen					
Intimbereich waschen					
Duschen/Baden inkl. Haare					
Oberkörper an- und auskleiden					
Unterkörper an- und auskleiden					
Essen und Trinken mund-gerecht zerteilen bzw. eingießen					
Essen richtig einnehmen					
Trinken richtig einnehmen					
Toilette benutzen					
Mit Harninkontinenz umgehen (z. B. Urinbeutel leeren)					
Mit Stuhlinkontinenz umgehen (z. B. Stoma versorgen)					
Umgang mit der Sonde					

Kontinenz	überwiegend inkontinent	komplett inkontinent
Urin		
Stuhl		

Notizen

Modul 5: Selbstständiger Umgang mit Krankheiten & Therapien

Pflege	selbstständig	Hilfe nötig pro Woche	Hilfe nötig pro Monat	Anmerkungen
Medikamente nehmen				
Injektionen				
intravenöse Zugänge				
Absaugen und Sauerstoffgabe				
Kälte- und Wärmeanwendungen und Einreiben				
Messen und deuten von Körperzuständen				
Körpernahe Hilfsmittel				
Verbandswechsel				
Versorgung mit Stoma				
Einmalkatheter und Abführmittel				
Häusliche Therapiemaßnahmen				
Zeit- und technikintensive Maßnahmen				
Arztbesuche bewältigen				
Therapeutenbesuche bewältigen				
Lange Besuche bei Arzt oder Therapeut (ab 3 Stunden)				
Diät oder andere Vorschriften einhalten				

Notizen

Modul 6: Alltagsleben und soziale Kontakte

	selbstständig	überwiegend selbstständig	überwiegend unselbstständig	unselbstständig Anmerkungen
Tagesablauf gestalten				
Ruhen und schlafen				
Sich beschäftigen				
Pläne machen				
Interaktion mit nahestehenden Personen				
Interaktion mit nahe-stehenden Personen				
Interaktion mit anderen Personen				

Notizen

Datum:

Modul 1: Mobilität — Wie oft oder wie lange benötigen Sie Hilfe?

	selbstständig	überwiegend selbstständig	überwiegend unselbstständig	unselbstständig	Anmerkungen
Positionswechsel im Bett					
Stabil sitzen					
Umsetzen					
Bewegung in der Wohnung					
Treppensteigen					

Modul 2: Kognitive und kommunikative Fähigkeiten

	Fähigkeit vorhanden	Fähigkeit größtenteils vorhanden	Fähigkeit gering vorhanden	Fähigkeit nicht vorhanden	Anmerkungen
Erkennen von bekannten Personen					
Räumliche Orientierung					
Zeitliche Orientierung					
Erinnern an wichtige Ereignisse					
Mehrschrittige Alltagshandlungen					
Entscheidungen treffen					
Informationen verstehen					
Gefahren erkennen					
Bedürfnisse mitteilen					
Aufforderungen verstehen					
Gespräche führen					

Notizen

Modul 3: Verhaltensweisen und psychische Problemlagen

Pflege	Nie oder sehr selten	Selten (wöchentlich)	Häufig (2-3x/Woche)	Täglich	Anmerkungen
Motorische Auffälligkeiten (z.B. Rastlos sein)					
Nächtliche Unruhe					
Selbstschädigendes Verhalten (z. B. sich kratzen)					
Beschädigen von Dingen					
Psychisch aggressives Verhalten gegenüber Anderen					
Verbal aggressives Verhalten gegenüber Anderen					
Andere verbale Auffälligkeiten					
Abwehr pflegerischer Maßnahmen					
Wahnvorstellungen					
Ängste					
Antriebslosigkeit oder Depression					
Sozial unangemessenes Verhalten					
Sonstiges pflegerelevantes unangemessenes Verhalten					

Notizen

Modul 4: Selbstversorgung & Kontinenz

Pflege	selbstständig	überwiegend selbstständig	überwiegend unselbstständig	unselbstständig	Anmerkungen
Oberkörper vorne waschen					
Kopf waschen					
Intimbereich waschen					
Duschen/Baden inkl. Haare					
Oberkörper an- und auskleiden					
Unterkörper an- und auskleiden					
Essen und Trinken mundgerecht zerteilen bzw. eingießen					
Essen richtig einnehmen					
Trinken richtig einnehmen					
Toilette benutzen					
Mit Harninkontinenz umgehen (z. B. Urinbeutel leeren)					
Mit Stuhlinkontinenz umgehen (z. B. Stoma versorgen)					
Umgang mit der Sonde					

Kontinenz	überwiegend inkontinent	komplett inkontinent
Urin		
Stuhl		

Notizen

Modul 5: Selbstständiger Umgang mit Krankheiten & Therapien

Pflege	selbstständig	Hilfe nötig pro Woche	Hilfe nötig pro Monat	Anmerkungen
Medikamente nehmen				
Injektionen				
intravenöse Zugänge				
Absaugen und Sauer-stoffgabe				
Kälte- und Wärmean-wendungen und Einreiben				
Messen und deuten von Körperzuständen				
Körpernahe Hilfsmittel				
Verbandswechsel				
Versorgung mit Stoma				
Einmalkatheter und Abführmittel				
Häusliche Therapie-maßnahmen				
Zeit- und technik-intensive Maßnahmen				
Arztbesuche bewältigen				
Therapeutenbesuche be-wältigen				
Lange Besuche bei Arzt oder Therapeut (ab 3 Stunden)				
Diät oder andere Vorschriften einhalten				

Notizen

Modul 6: Alltagsleben und soziale Kontakte

	selbstständig	überwiegend selbstständig	überwiegend unselbstständig	unselbstständig Anmerkungen
Tagesablauf gestalten				
Ruhen und schlafen				
Sich beschäftigen				
Pläne machen				
Interaktion mit nahestehenden Personen				
Interaktion mit nahestehenden Personen				
Interaktion mit anderen Personen				

Notizen

Datum:

Modul 1: Mobilität Wie oft oder wie lange benötigen Sie Hilfe?

	selbstständig	überwiegend selbstständig	überwiegend unselbstständig	unselbstständig	Anmerkungen
Positionswechsel im Bett					
Stabil sitzen					
Umsetzen					
Bewegung in der Wohnung					
Treppensteigen					

Modul 2: Kognitive und kommunikative Fähigkeiten

	Fähigkeit vorhanden	Fähigkeit größtenteils vorhanden	Fähigkeit gering vorhanden	Fähigkeit nicht vorhanden	Anmerkungen
Erkennen von bekannten Personen					
Räumliche Orientierung					
Zeitliche Orientierung					
Erinnern an wichtige Ereignisse					
Mehrschrittige Alltagshandlungen					
Entscheidungen treffen					
Informationen verstehen					
Gefahren erkennen					
Bedürfnisse mitteilen					
Aufforderungen verstehen					
Gespräche führen					

Notizen

Modul 3: Verhaltensweisen und psychische Problemlagen

Pflege	Nie oder sehr selten	Selten (wöchentlich)	Häufig (2-3x/Woche)	Täglich	Anmerkungen
Motorische Auffälligkeiten (z.B. Rastlos sein)					
Nächtliche Unruhe					
Selbstschädigendes Verhalten (z. B. sich kratzen)					
Beschädigen von Dingen					
Psychisch aggressives Verhalten gegenüber Anderen					
Verbal aggressives Verhalten gegenüber Anderen					
Andere verbale Auffälligkeiten					
Abwehr pflegerischer Maßnahmen					
Wahnvorstellungen					
Ängste					
Antriebslosigkeit oder Depression					
Sozial unangemessenes Verhalten					
Sonstiges pflegerelevantes unangemessenes Verhalten					

Notizen

Modul 4: Selbstversorgung & Kontinenz

Pflege	selbstständig	überwiegend selbstständig	überwiegend unselbstständig	unselbstständig	Anmerkungen
Oberkörper vorne waschen					
Kopf waschen					
Intimbereich waschen					
Duschen/Baden inkl. Haare					
Oberkörper an- und auskleiden					
Unterkörper an- und auskleiden					
Essen und Trinken mundgerecht zerteilen bzw. eingießen					
Essen richtig einnehmen					
Trinken richtig einnehmen					
Toilette benutzen					
Mit Harninkontinenz umgehen (z. B. Urinbeutel leeren)					
Mit Stuhlinkontinenz umgehen (z. B. Stoma versorgen)					
Umgang mit der Sonde					

Kontinenz	überwiegend inkontinent	komplett inkontinent
Urin		
Stuhl		

Notizen

Modul 5: Selbstständiger Umgang mit Krankheiten & Therapien

Pflege	selbstständig	Hilfe nötig pro Woche	Hilfe nötig pro Monat	Anmerkungen
Medikamente nehmen				
Injektionen				
intravenöse Zugänge				
Absaugen und Sauer- stoffgabe				
Kälte- und Wärmean- wendungen und Einreiben				
Messen und deuten von Körperzuständen				
Körpernahe Hilfsmittel				
Verbandswechsel				
Versorgung mit Stoma				
Einmalkatheter und Abführmittel				
Häusliche Therapie- maßnahmen				
Zeit- und technik- intensive Maßnahmen				
Arztbesuche bewältigen				
Therapeutenbesuche be- wältigen				
Lange Besuche bei Arzt oder Therapeut (ab 3 Stunden)				
Diät oder andere Vorschriften einhalten				

Notizen

Modul 6: Alltagsleben und soziale Kontakte

	selbstständig	überwiegend selbstständig	überwiegend unselbstständig	unselbstständig Anmerkungen
Tagesablauf gestalten				
Ruhen und schlafen				
Sich beschäftigen				
Pläne machen				
Interaktion mit nahestehenden Personen				
Interaktion mit nahestehenden Personen				
Interaktion mit anderen Personen				

Notizen

Datum:

Modul 1: Mobilität

Wie oft oder wie lange benötigen Sie Hilfe?

	selbstständig	überwiegend selbstständig	überwiegend unselbstständig	unselbstständig	Anmerkungen
Positionswechsel im Bett					
Stabil sitzen					
Umsetzen					
Bewegung in der Wohnung					
Treppensteigen					

Modul 2: Kognitive und kommunikative Fähigkeiten

	Fähigkeit vorhanden	Fähigkeit größtenteils vorhanden	Fähigkeit gering vorhanden	Fähigkeit nicht vorhanden	Anmerkungen
Erkennen von bekannten Personen					
Räumliche Orientierung					
Zeitliche Orientierung					
Erinnern an wichtige Ereignisse					
Mehrschrittige Alltagshandlungen					
Entscheidungen treffen					
Informationen verstehen					
Gefahren erkennen					
Bedürfnisse mitteilen					
Aufforderungen verstehen					
Gespräche führen					

Notizen

Modul 3: Verhaltensweisen und psychische Problemlagen

Pflege	Nie oder sehr selten	Selten (wöchentlich)	Häufig (2-3x/Woche)	Täglich	Anmerkungen
Motorische Auffälligkeiten (z.B. Rastlos sein)					
Nächtliche Unruhe					
Selbstschädigendes Verhalten (z. B. sich kratzen)					
Beschädigen von Dingen					
Psychisch aggressives Verhalten gegenüber Anderen					
Verbal aggressives Verhalten gegenüber Anderen					
Andere verbale Auffälligkeiten					
Abwehr pflegerischer Maßnahmen					
Wahnvorstellungen					
Ängste					
Antriebslosigkeit oder Depression					
Sozial unangemessenes Verhalten					
Sonstiges pflegerelevantes unangemessenes Verhalten					

Notizen

Modul 4: Selbstversorgung & Kontinenz

Pflege	selbstständig	überwiegend selbstständig	überwiegend unselbstständig	unselbstständig	Anmerkungen
Oberkörper vorne waschen					
Kopf waschen					
Intimbereich waschen					
Duschen/Baden inkl. Haare					
Oberkörper an- und auskleiden					
Unterkörper an- und auskleiden					
Essen und Trinken mundgerecht zerteilen bzw. eingießen					
Essen richtig einnehmen					
Trinken richtig einnehmen					
Toilette benutzen					
Mit Harninkontinenz umgehen (z. B. Urinbeutel leeren)					
Mit Stuhlinkontinenz umgehen (z. B. Stoma versorgen)					
Umgang mit der Sonde					

Kontinenz	überwiegend inkontinent	komplett inkontinent
Urin		
Stuhl		

Notizen

Modul 5: Selbstständiger Umgang mit Krankheiten & Therapien

Pflege	selbstständig	Hilfe nötig pro Woche	Hilfe nötig pro Monat	Anmerkungen
Medikamente nehmen				
Injektionen				
intravenöse Zugänge				
Absaugen und Sauer- stoffgabe				
Kälte- und Wärmean- wendungen und Einreiben				
Messen und deuten von Körperzuständen				
Körpernahe Hilfsmittel				
Verbandswechsel				
Versorgung mit Stoma				
Einmalkatheter und Abführmittel				
Häusliche Therapie- maßnahmen				
Zeit- und technik- intensive Maßnahmen				
Arztbesuche bewältigen				
Therapeutenbesuche be- wältigen				
Lange Besuche bei Arzt oder Therapeut (ab 3 Stunden)				
Diät oder andere Vorschriften einhalten				

Notizen

Modul 6: Alltagsleben und soziale Kontakte

	selbstständig	überwiegend selbstständig	überwiegend unselbstständig	unselbstständig Anmerkungen
Tagesablauf gestalten				
Ruhen und schlafen				
Sich beschäftigen				
Pläne machen				
Interaktion mit nahestehenden Personen				
Interaktion mit nahestehenden Personen				
Interaktion mit anderen Personen				

Notizen

Datum:

Modul 1: Mobilität   Wie oft oder wie lange benötigen Sie Hilfe?

	selbstständig	überwiegend selbstständig	überwiegend unselbstständig	unselbstständig	Anmerkungen
Positionswechsel im Bett					
Stabil sitzen					
Umsetzen					
Bewegung in der Wohnung					
Treppensteigen					

Modul 2: Kognitive und kommunikative Fähigkeiten

	Fähigkeit vorhanden	Fähigkeit größtenteils vorhanden	Fähigkeit gering vorhanden	Fähigkeit nicht vorhanden	Anmerkungen
Erkennen von bekannten Personen					
Räumliche Orientierung					
Zeitliche Orientierung					
Erinnern an wichtige Ereignisse					
Mehrschrittige Alltagshandlungen					
Entscheidungen treffen					
Informationen verstehen					
Gefahren erkennen					
Bedürfnisse mitteilen					
Aufforderungen verstehen					
Gespräche führen					

Notizen

Modul 3: Verhaltensweisen und psychische Problemlagen

Pflege	Nie oder sehr selten	Selten (wöchentlich)	Häufig (2-3x/Woche)	Täglich	Anmerkungen
Motorische Auffälligkeiten (z.B. Rastlos sein)					
Nächtliche Unruhe					
Selbstschädigendes Verhalten (z. B. sich kratzen)					
Beschädigen von Dingen					
Psychisch aggressives Verhalten gegenüber Anderen					
Verbal aggressives Verhalten gegenüber Anderen					
Andere verbale Auffälligkeiten					
Abwehr pflegerischer Maßnahmen					
Wahnvorstellungen					
Ängste					
Antriebslosigkeit oder Depression					
Sozial unangemessenes Verhalten					
Sonstiges pflegerelevantes unangemessenes Verhalten					

Notizen

Modul 4: Selbstversorgung & Kontinenz

Pflege	selbstständig	überwiegend selbstständig	überwiegend unselbstständig	unselbstständig	Anmerkungen
Oberkörper vorne waschen					
Kopf waschen					
Intimbereich waschen					
Duschen/Baden inkl. Haare					
Oberkörper an- und auskleiden					
Unterkörper an- und auskleiden					
Essen und Trinken mundgerecht zerteilen bzw. eingießen					
Essen richtig einnehmen					
Trinken richtig einnehmen					
Toilette benutzen					
Mit Harninkontinenz umgehen (z. B. Urinbeutel leeren)					
Mit Stuhlinkontinenz umgehen (z. B. Stoma versorgen)					
Umgang mit der Sonde					

Kontinenz	überwiegend inkontinent	komplett inkontinent
Urin		
Stuhl		

Notizen

Modul 5: Selbstständiger Umgang mit Krankheiten & Therapien

Pflege	selbstständig	Hilfe nötig pro Woche	Hilfe nötig pro Monat	Anmerkungen
Medikamente nehmen				
Injektionen				
intravenöse Zugänge				
Absaugen und Sauer-stoffgabe				
Kälte- und Wärmean-wendungen und Einreiben				
Messen und deuten von Körperzuständen				
Körpernahe Hilfsmittel				
Verbandswechsel				
Versorgung mit Stoma				
Einmalkatheter und Abführmittel				
Häusliche Therapie-maßnahmen				
Zeit- und technik-intensive Maßnahmen				
Arztbesuche bewältigen				
Therapeutenbesuche be-wältigen				
Lange Besuche bei Arzt oder Therapeut (ab 3 Stunden)				
Diät oder andere Vorschriften einhalten				

Notizen

Modul 6: Alltagsleben und soziale Kontakte

	selbstständig	überwiegend selbstständig	überwiegend unselbstständig	unselbstständig Anmerkungen
Tagesablauf gestalten				
Ruhen und schlafen				
Sich beschäftigen				
Pläne machen				
Interaktion mit nahestehenden Personen				
Interaktion mit nahestehenden Personen				
Interaktion mit anderen Personen				

Notizen

Datum:

Modul 1: Mobilität — Wie oft oder wie lange benötigen Sie Hilfe?

	selbstständig	überwiegend selbstständig	überwiegend unselbstständig	unselbstständig	Anmerkungen
Positionswechsel im Bett					
Stabil sitzen					
Umsetzen					
Bewegung in der Wohnung					
Treppensteigen					

Modul 2: Kognitive und kommunikative Fähigkeiten

	Fähigkeit vorhanden	Fähigkeit größtenteils vorhanden	Fähigkeit gering vorhanden	Fähigkeit nicht vorhanden	Anmerkungen
Erkennen von bekannten Personen					
Räumliche Orientierung					
Zeitliche Orientierung					
Erinnern an wichtige Ereignisse					
Mehrschrittige Alltagshandlungen					
Entscheidungen treffen					
Informationen verstehen					
Gefahren erkennen					
Bedürfnisse mitteilen					
Aufforderungen verstehen					
Gespräche führen					

Notizen

Modul 3: Verhaltensweisen und psychische Problemlagen

Pflege	Nie oder sehr selten	Selten (wöchentlich)	Häufig (2-3x/Woche)	Täglich	Anmerkungen
Motorische Auffälligkeiten (z.B. Rastlos sein)					
Nächtliche Unruhe					
Selbstschädigendes Verhalten (z. B. sich kratzen)					
Beschädigen von Dingen					
Psychisch aggressives Verhalten gegenüber Anderen					
Verbal aggressives Verhalten gegenüber Anderen					
Andere verbale Auffälligkeiten					
Abwehr pflegerischer Maßnahmen					
Wahnvorstellungen					
Ängste					
Antriebslosigkeit oder Depression					
Sozial unangemessenes Verhalten					
Sonstiges pflegerelevantes unangemessenes Verhalten					

Notizen

Modul 4: Selbstversorgung & Kontinenz

Pflege	selbstständig	überwiegend selbstständig	überwiegend unselbstständig	unselbstständig	Anmerkungen
Oberkörper vorne waschen					
Kopf waschen					
Intimbereich waschen					
Duschen/Baden inkl. Haare					
Oberkörper an- und auskleiden					
Unterkörper an- und auskleiden					
Essen und Trinken mund- gerecht zerteilen bzw. eingießen					
Essen richtig einnehmen					
Trinken richtig einnehmen					
Toilette benutzen					
Mit Harninkontinenz umgehen (z. B. Urinbeutel leeren)					
Mit Stuhlinkontinenz umgehen (z. B. Stoma versorgen)					
Umgang mit der Sonde					

Kontinenz	überwiegend inkontinent	komplett inkontinent
Urin		
Stuhl		

Notizen

Modul 5: Selbstständiger Umgang mit Krankheiten & Therapien

Pflege	selbstständig	Hilfe nötig pro Woche	Hilfe nötig pro Monat	Anmerkungen
Medikamente nehmen				
Injektionen				
intravenöse Zugänge				
Absaugen und Sauerstoffgabe				
Kälte- und Wärmeanwendungen und Einreiben				
Messen und deuten von Körperzuständen				
Körpernahe Hilfsmittel				
Verbandswechsel				
Versorgung mit Stoma				
Einmalkatheter und Abführmittel				
Häusliche Therapiemaßnahmen				
Zeit- und technikintensive Maßnahmen				
Arztbesuche bewältigen				
Therapeutenbesuche bewältigen				
Lange Besuche bei Arzt oder Therapeut (ab 3 Stunden)				
Diät oder andere Vorschriften einhalten				

Notizen

Modul 6: Alltagsleben und soziale Kontakte

	selbstständig	überwiegend selbstständig	überwiegend unselbstständig	unselbstständig Anmerkungen
Tagesablauf gestalten				
Ruhen und schlafen				
Sich beschäftigen				
Pläne machen				
Interaktion mit nahestehenden Personen				
Interaktion mit nahe-stehenden Personen				
Interaktion mit anderen Personen				

Notizen

Datum:

Modul 1: Mobilität — Wie oft oder wie lange benötigen Sie Hilfe?

	selbstständig	überwiegend selbstständig	überwiegend unselbstständig	unselbstständig	Anmerkungen
Positionswechsel im Bett					
Stabil sitzen					
Umsetzen					
Bewegung in der Wohnung					
Treppensteigen					

Modul 2: Kognitive und kommunikative Fähigkeiten

	Fähigkeit vorhanden	Fähigkeit größtenteils vorhanden	Fähigkeit gering vorhanden	Fähigkeit nicht vorhanden	Anmerkungen
Erkennen von bekannten Personen					
Räumliche Orientierung					
Zeitliche Orientierung					
Erinnern an wichtige Ereignisse					
Mehrschrittige Alltagshandlungen					
Entscheidungen treffen					
Informationen verstehen					
Gefahren erkennen					
Bedürfnisse mitteilen					
Aufforderungen verstehen					
Gespräche führen					

Notizen

Modul 3: Verhaltensweisen und psychische Problemlagen

Pflege	Nie oder sehr selten	Selten (wöchentlich)	Häufig (2-3x/Woche)	Täglich	Anmerkungen
Motorische Auffälligkeiten (z.B. Rastlos sein)					
Nächtliche Unruhe					
Selbstschädigendes Verhalten (z. B. sich kratzen)					
Beschädigen von Dingen					
Psychisch aggressives Verhalten gegenüber Anderen					
Verbal aggressives Verhalten gegenüber Anderen					
Andere verbale Auffälligkeiten					
Abwehr pflegerischer Maßnahmen					
Wahnvorstellungen					
Ängste					
Antriebslosigkeit oder Depression					
Sozial unangemessenes Verhalten					
Sonstiges pflegerelevantes unangemessenes Verhalten					

Notizen

Modul 4: Selbstversorgung & Kontinenz

Pflege	selbstständig	überwiegend selbstständig	überwiegend unselbstständig	unselbstständig	Anmerkungen
Oberkörper vorne waschen					
Kopf waschen					
Intimbereich waschen					
Duschen/Baden inkl. Haare					
Oberkörper an- und auskleiden					
Unterkörper an- und auskleiden					
Essen und Trinken mundgerecht zerteilen bzw. eingießen					
Essen richtig einnehmen					
Trinken richtig einnehmen					
Toilette benutzen					
Mit Harninkontinenz umgehen (z. B. Urinbeutel leeren)					
Mit Stuhlinkontinenz umgehen (z. B. Stoma versorgen)					
Umgang mit der Sonde					

Kontinenz	überwiegend inkontinent	komplett inkontinent
Urin		
Stuhl		

Notizen

Modul 5: Selbstständiger Umgang mit Krankheiten & Therapien

Pflege	selbstständig	Hilfe nötig pro Woche	Hilfe nötig pro Monat	Anmerkungen
Medikamente nehmen				
Injektionen				
intravenöse Zugänge				
Absaugen und Sauer- stoffgabe				
Kälte- und Wärmean- wendungen und Einreiben				
Messen und deuten von Körperzuständen				
Körpernahe Hilfsmittel				
Verbandswechsel				
Versorgung mit Stoma				
Einmalkatheter und Abführmittel				
Häusliche Therapie- maßnahmen				
Zeit- und technik- intensive Maßnahmen				
Arztbesuche bewältigen				
Therapeutenbesuche be- wältigen				
Lange Besuche bei Arzt oder Therapeut (ab 3 Stunden)				
Diät oder andere Vorschriften einhalten				

Notizen

Modul 6: Alltagsleben und soziale Kontakte

	selbstständig	überwiegend selbstständig	überwiegend unselbstständig	unselbstständig Anmerkungen
Tagesablauf gestalten				
Ruhen und schlafen				
Sich beschäftigen				
Pläne machen				
Interaktion mit nahestehenden Personen				
Interaktion mit nahe-stehenden Personen				
Interaktion mit anderen Personen				

Notizen

Datum:

Modul 1: Mobilität

Wie oft oder wie lange benötigen Sie Hilfe?

	selbstständig	überwiegend selbstständig	überwiegend unselbstständig	unselbstständig	Anmerkungen
Positionswechsel im Bett					
Stabil sitzen					
Umsetzen					
Bewegung in der Wohnung					
Treppensteigen					

Modul 2: Kognitive und kommunikative Fähigkeiten

	Fähigkeit vorhanden	Fähigkeit größtenteils vorhanden	Fähigkeit gering vorhanden	Fähigkeit nicht vorhanden	Anmerkungen
Erkennen von bekannten Personen					
Räumliche Orientierung					
Zeitliche Orientierung					
Erinnern an wichtige Ereignisse					
Mehrschrittige Alltagshandlungen					
Entscheidungen treffen					
Informationen verstehen					
Gefahren erkennen					
Bedürfnisse mitteilen					
Aufforderungen verstehen					
Gespräche führen					

Notizen

Modul 3: Verhaltensweisen und psychische Problemlagen

Pflege	Nie oder sehr selten	Selten (wöchentlich)	Häufig (2-3x/Woche)	Täglich	Anmerkungen
Motorische Auffälligkeiten (z.B. Rastlos sein)					
Nächtliche Unruhe					
Selbstschädigendes Verhalten (z. B. sich kratzen)					
Beschädigen von Dingen					
Psychisch aggressives Verhalten gegenüber Anderen					
Verbal aggressives Verhalten gegenüber Anderen					
Andere verbale Auffälligkeiten					
Abwehr pflegerischer Maßnahmen					
Wahnvorstellungen Ängste					
Antriebslosigkeit oder Depression					
Sozial unangemessenes Verhalten					
Sonstiges pflegerelevantes unangemessenes Verhalten					

Notizen

Modul 4: Selbstversorgung & Kontinenz

Pflege	selbstständig	überwiegend selbstständig	überwiegend unselbstständig	unselbstständig	Anmerkungen
Oberkörper vorne waschen					
Kopf waschen					
Intimbereich waschen					
Duschen/Baden inkl. Haare					
Oberkörper an- und auskleiden					
Unterkörper an- und auskleiden					
Essen und Trinken mund- gerecht zerteilen bzw. eingießen					
Essen richtig einnehmen					
Trinken richtig einnehmen					
Toilette benutzen					
Mit Harninkontinenz umgehen (z. B. Urinbeutel leeren)					
Mit Stuhlinkontinenz umgehen (z. B. Stoma versorgen)					
Umgang mit der Sonde					

Kontinenz	überwiegend inkontinent	komplett inkontinent
Urin		
Stuhl		

Notizen

Modul 5: Selbstständiger Umgang mit Krankheiten & Therapien

Pflege	selbstständig	Hilfe nötig pro Woche	Hilfe nötig pro Monat	Anmerkungen
Medikamente nehmen				
Injektionen				
intravenöse Zugänge				
Absaugen und Sauer-stoffgabe				
Kälte- und Wärmean-wendungen und Einreiben				
Messen und deuten von Körperzuständen				
Körpernahe Hilfsmittel				
Verbandswechsel				
Versorgung mit Stoma				
Einmalkatheter und Abführmittel				
Häusliche Therapie-maßnahmen				
Zeit- und technik-intensive Maßnahmen				
Arztbesuche bewältigen				
Therapeutenbesuche be-wältigen				
Lange Besuche bei Arzt oder Therapeut (ab 3 Stunden)				
Diät oder andere Vorschriften einhalten				

Notizen

Modul 6: Alltagsleben und soziale Kontakte

	selbstständig	überwiegend selbstständig	überwiegend unselbstständig	unselbstständig	Anmerkungen
Tagesablauf gestalten					
Ruhen und schlafen					
Sich beschäftigen					
Pläne machen					
Interaktion mit nahestehenden Personen					
Interaktion mit nahestehenden Personen					
Interaktion mit anderen Personen					

Notizen

Datum:

Modul 1: Mobilität

Wie oft oder wie lange benötigen Sie Hilfe?

	selbstständig	überwiegend selbstständig	überwiegend unselbstständig	unselbstständig	Anmerkungen
Positionswechsel im Bett					
Stabil sitzen					
Umsetzen					
Bewegung in der Wohnung					
Treppensteigen					

Modul 2: Kognitive und kommunikative Fähigkeiten

	Fähigkeit vorhanden	Fähigkeit größtenteils vorhanden	Fähigkeit gering vorhanden	Fähigkeit nicht vorhanden	Anmerkungen
Erkennen von bekannten Personen					
Räumliche Orientierung					
Zeitliche Orientierung					
Erinnern an wichtige Ereignisse					
Mehrschrittige Alltagshandlungen					
Entscheidungen treffen					
Informationen verstehen					
Gefahren erkennen					
Bedürfnisse mitteilen					
Aufforderungen verstehen					
Gespräche führen					

Notizen

Modul 3: Verhaltensweisen und psychische Problemlagen

Pflege	Nie oder sehr selten	Selten (wöchentlich)	Häufig (2-3x/Woche)	Täglich	Anmerkungen
Motorische Auffälligkeiten (z.B. Rastlos sein)					
Nächtliche Unruhe					
Selbstschädigendes Verhalten (z. B. sich kratzen)					
Beschädigen von Dingen					
Psychisch aggressives Verhalten gegenüber Anderen					
Verbal aggressives Verhalten gegenüber Anderen					
Andere verbale Auffälligkeiten					
Abwehr pflegerischer Maßnahmen					
Wahnvorstellungen					
Ängste					
Antriebslosigkeit oder Depression					
Sozial unangemessenes Verhalten					
Sonstiges pflegerelevantes unangemessenes Verhalten					

Notizen

Modul 4: Selbstversorgung & Kontinenz

Pflege	selbstständig	überwiegend selbstständig	überwiegend unselbstständig	unselbstständig	Anmerkungen
Oberkörper vorne waschen					
Kopf waschen					
Intimbereich waschen					
Duschen/Baden inkl. Haare					
Oberkörper an- und auskleiden					
Unterkörper an- und auskleiden					
Essen und Trinken mund-gerecht zerteilen bzw. eingießen					
Essen richtig einnehmen					
Trinken richtig einnehmen					
Toilette benutzen					
Mit Harninkontinenz umgehen (z. B. Urinbeutel leeren)					
Mit Stuhlinkontinenz umgehen (z. B. Stoma versorgen)					
Umgang mit der Sonde					

Kontinenz	überwiegend inkontinent	komplett inkontinent
Urin		
Stuhl		

Notizen

Modul 5: Selbstständiger Umgang mit Krankheiten & Therapien

Pflege	selbstständig	Hilfe nötig pro Woche	Hilfe nötig pro Monat	Anmerkungen
Medikamente nehmen				
Injektionen				
intravenöse Zugänge				
Absaugen und Sauerstoffgabe				
Kälte- und Wärmeanwendungen und Einreiben				
Messen und deuten von Körperzuständen				
Körpernahe Hilfsmittel				
Verbandswechsel				
Versorgung mit Stoma				
Einmalkatheter und Abführmittel				
Häusliche Therapiemaßnahmen				
Zeit- und technikintensive Maßnahmen				
Arztbesuche bewältigen				
Therapeutenbesuche bewältigen				
Lange Besuche bei Arzt oder Therapeut (ab 3 Stunden)				
Diät oder andere Vorschriften einhalten				

Notizen

Modul 6: Alltagsleben und soziale Kontakte

	selbstständig	überwiegend selbstständig	überwiegend unselbstständig	unselbstständig	Anmerkungen
Tagesablauf gestalten					
Ruhen und schlafen					
Sich beschäftigen					
Pläne machen					
Interaktion mit nahestehenden Personen					
Interaktion mit nahe-stehenden Personen					
Interaktion mit anderen Personen					

Notizen

Datum:

Modul 1: Mobilität — Wie oft oder wie lange benötigen Sie Hilfe?

	selbstständig	überwiegend selbstständig	überwiegend unselbstständig	unselbstständig	Anmerkungen
Positionswechsel im Bett					
Stabil sitzen					
Umsetzen					
Bewegung in der Wohnung					
Treppensteigen					

Modul 2: Kognitive und kommunikative Fähigkeiten

	Fähigkeit vorhanden	Fähigkeit größtenteils vorhanden	Fähigkeit gering vorhanden	Fähigkeit nicht vorhanden	Anmerkungen
Erkennen von bekannten Personen					
Räumliche Orientierung					
Zeitliche Orientierung					
Erinnern an wichtige Ereignisse					
Mehrschrittige Alltagshandlungen					
Entscheidungen treffen					
Informationen verstehen					
Gefahren erkennen					
Bedürfnisse mitteilen					
Aufforderungen verstehen					
Gespräche führen					

Notizen

Modul 3: Verhaltensweisen und psychische Problemlagen

Pflege	Nie oder sehr selten	Selten (wöchentlich)	Häufig (2-3x/Woche)	Täglich	Anmerkungen
Motorische Auffälligkeiten (z.B. Rastlos sein)					
Nächtliche Unruhe					
Selbstschädigendes Verhalten (z. B. sich kratzen)					
Beschädigen von Dingen					
Psychisch aggressives Verhalten gegenüber Anderen					
Verbal aggressives Verhalten gegenüber Anderen					
Andere verbale Auffälligkeiten					
Abwehr pflegerischer Maßnahmen					
Wahnvorstellungen					
Ängste					
Antriebslosigkeit oder Depression					
Sozial unangemessenes Verhalten					
Sonstiges pflegerelevantes unangemessenes Verhalten					

Notizen

Modul 4: Selbstversorgung & Kontinenz

Pflege	selbstständig	überwiegend selbstständig	überwiegend unselbstständig	unselbstständig	Anmerkungen
Oberkörper vorne waschen					
Kopf waschen					
Intimbereich waschen					
Duschen/Baden inkl. Haare					
Oberkörper an- und auskleiden					
Unterkörper an- und auskleiden					
Essen und Trinken mundgerecht zerteilen bzw. eingießen					
Essen richtig einnehmen					
Trinken richtig einnehmen					
Toilette benutzen					
Mit Harninkontinenz umgehen (z. B. Urinbeutel leeren)					
Mit Stuhlinkontinenz umgehen (z. B. Stoma versorgen)					
Umgang mit der Sonde					

Kontinenz	überwiegend inkontinent	komplett inkontinent
Urin		
Stuhl		

Notizen

Modul 5: Selbstständiger Umgang mit Krankheiten & Therapien

Pflege	selbstständig	Hilfe nötig pro Woche	Hilfe nötig pro Monat	Anmerkungen
Medikamente nehmen				
Injektionen				
intravenöse Zugänge				
Absaugen und Sauer-stoffgabe				
Kälte- und Wärmean-wendungen und Einreiben				
Messen und deuten von Körperzuständen				
Körpernahe Hilfsmittel				
Verbandswechsel				
Versorgung mit Stoma				
Einmalkatheter und Abführmittel				
Häusliche Therapie-maßnahmen				
Zeit- und technik-intensive Maßnahmen				
Arztbesuche bewältigen				
Therapeutenbesuche be-wältigen				
Lange Besuche bei Arzt oder Therapeut (ab 3 Stunden)				
Diät oder andere Vorschriften einhalten				

Notizen

Modul 6: Alltagsleben und soziale Kontakte

	selbstständig	überwiegend selbstständig	überwiegend unselbstständig	unselbstständig Anmerkungen
Tagesablauf gestalten				
Ruhen und schlafen				
Sich beschäftigen				
Pläne machen				
Interaktion mit nahestehenden Personen				
Interaktion mit nahestehenden Personen				
Interaktion mit anderen Personen				

Notizen

Datum:

Modul 1: Mobilität   Wie oft oder wie lange benötigen Sie Hilfe?

	selbstständig	überwiegend selbstständig	überwiegend unselbstständig	unselbstständig	Anmerkungen
Positionswechsel im Bett					
Stabil sitzen					
Umsetzen					
Bewegung in der Wohnung					
Treppensteigen					

Modul 2: Kognitive und kommunikative Fähigkeiten

	Fähigkeit vorhanden	Fähigkeit größtenteils vorhanden	Fähigkeit gering vorhanden	Fähigkeit nicht vorhanden	Anmerkungen
Erkennen von bekannten Personen					
Räumliche Orientierung					
Zeitliche Orientierung					
Erinnern an wichtige Ereignisse					
Mehrschrittige Alltagshandlungen					
Entscheidungen treffen					
Informationen verstehen					
Gefahren erkennen					
Bedürfnisse mitteilen					
Aufforderungen verstehen					
Gespräche führen					

Notizen

Modul 3: Verhaltensweisen und psychische Problemlagen

Pflege	Nie oder sehr selten	Selten (wöchentlich)	Häufig (2-3x/Woche)	Täglich	Anmerkungen
Motorische Auffälligkeiten (z.B. Rastlos sein)					
Nächtliche Unruhe					
Selbstschädigendes Verhalten (z. B. sich kratzen)					
Beschädigen von Dingen					
Psychisch aggressives Verhalten gegenüber Anderen					
Verbal aggressives Verhalten gegenüber Anderen					
Andere verbale Auffälligkeiten					
Abwehr pflegerischer Maßnahmen					
Wahnvorstellungen					
Ängste					
Antriebslosigkeit oder Depression					
Sozial unangemessenes Verhalten					
Sonstiges pflegerelevantes unangemessenes Verhalten					

Notizen

Modul 4: Selbstversorgung & Kontinenz

Pflege	selbststständig	überwiegend selbstständig	überwiegend unselbstständig	unselbstständig	Anmerkungen
Oberkörper vorne waschen					
Kopf waschen					
Intimbereich waschen					
Duschen/Baden inkl. Haare					
Oberkörper an- und auskleiden					
Unterkörper an- und auskleiden					
Essen und Trinken mundgerecht zerteilen bzw. eingießen					
Essen richtig einnehmen					
Trinken richtig einnehmen					
Toilette benutzen					
Mit Harninkontinenz umgehen (z. B. Urinbeutel leeren)					
Mit Stuhlinkontinenz umgehen (z. B. Stoma versorgen)					
Umgang mit der Sonde					

Kontinenz	überwiegend inkontinent	komplett inkontinent
Urin		
Stuhl		

Notizen

Modul 5: Selbstständiger Umgang mit Krankheiten & Therapien

Pflege	selbstständig	Hilfe nötig pro Woche	Hilfe nötig pro Monat	Anmerkungen
Medikamente nehmen				
Injektionen				
intravenöse Zugänge				
Absaugen und Sauer-stoffgabe				
Kälte- und Wärmean-wendungen und Einreiben				
Messen und deuten von Körperzuständen				
Körpernahe Hilfsmittel				
Verbandswechsel				
Versorgung mit Stoma				
Einmalkatheter und Abführmittel				
Häusliche Therapie-maßnahmen				
Zeit- und technik-intensive Maßnahmen				
Arztbesuche bewältigen				
Therapeutenbesuche be-wältigen				
Lange Besuche bei Arzt oder Therapeut (ab 3 Stunden)				
Diät oder andere Vorschriften einhalten				

Notizen

Modul 6: Alltagsleben und soziale Kontakte

	selbstständig	überwiegend selbstständig	überwiegend unselbstständig	unselbstständig Anmerkungen
Tagesablauf gestalten				
Ruhen und schlafen				
Sich beschäftigen				
Pläne machen				
Interaktion mit nahestehenden Personen				
Interaktion mit nahestehenden Personen				
Interaktion mit anderen Personen				

Notizen

Datum:

Modul 1: Mobilität

Wie oft oder wie lange benötigen Sie Hilfe?

	selbstständig	überwiegend selbstständig	überwiegend unselbstständig	unselbstständig	Anmerkungen
Positionswechsel im Bett					
Stabil sitzen					
Umsetzen					
Bewegung in der Wohnung					
Treppensteigen					

Modul 2: Kognitive und kommunikative Fähigkeiten

	Fähigkeit vorhanden	Fähigkeit größtenteils vorhanden	Fähigkeit gering vorhanden	Fähigkeit nicht vorhanden	Anmerkungen
Erkennen von bekannten Personen					
Räumliche Orientierung					
Zeitliche Orientierung					
Erinnern an wichtige Ereignisse					
Mehrschrittige Alltagshandlungen					
Entscheidungen treffen					
Informationen verstehen					
Gefahren erkennen					
Bedürfnisse mitteilen					
Aufforderungen verstehen					
Gespräche führen					

Notizen

Modul 3: Verhaltensweisen und psychische Problemlagen

Pflege	Nie oder sehr selten	Selten (wöchentlich)	Häufig (2-3x/Woche)	Täglich	Anmerkungen
Motorische Auffälligkeiten (z.B. Rastlos sein)					
Nächtliche Unruhe					
Selbstschädigendes Verhalten (z. B. sich kratzen)					
Beschädigen von Dingen					
Psychisch aggressives Verhalten gegenüber Anderen					
Verbal aggressives Verhalten gegenüber Anderen					
Andere verbale Auffälligkeiten					
Abwehr pflegerischer Maßnahmen					
Wahnvorstellungen					
Ängste					
Antriebslosigkeit oder Depression					
Sozial unangemessenes Verhalten					
Sonstiges pflegerelevantes unangemessenes Verhalten					

Notizen

Modul 4: Selbstversorgung & Kontinenz

Pflege	selbstständig	überwiegend selbstständig	überwiegend unselbstständig	unselbstständig	Anmerkungen
Oberkörper vorne waschen					
Kopf waschen					
Intimbereich waschen					
Duschen/Baden inkl. Haare					
Oberkörper an- und auskleiden					
Unterkörper an- und auskleiden					
Essen und Trinken mund-gerecht zerteilen bzw. eingießen					
Essen richtig einnehmen					
Trinken richtig einnehmen					
Toilette benutzen					
Mit Harninkontinenz umgehen (z. B. Urinbeutel leeren)					
Mit Stuhlinkontinenz umgehen (z. B. Stoma versorgen)					
Umgang mit der Sonde					

Kontinenz	überwiegend inkontinent	komplett inkontinent
Urin		
Stuhl		

Notizen

Modul 5: Selbstständiger Umgang mit Krankheiten & Therapien

Pflege	selbstständig	Hilfe nötig pro Woche	Hilfe nötig pro Monat	Anmerkungen
Medikamente nehmen				
Injektionen				
intravenöse Zugänge				
Absaugen und Sauer-stoffgabe				
Kälte- und Wärmean-wendungen und Einreiben				
Messen und deuten von Körperzuständen				
Körpernahe Hilfsmittel				
Verbandswechsel				
Versorgung mit Stoma				
Einmalkatheter und Abführmittel				
Häusliche Therapie-maßnahmen				
Zeit- und technik-intensive Maßnahmen				
Arztbesuche bewältigen				
Therapeutenbesuche be-wältigen				
Lange Besuche bei Arzt oder Therapeut (ab 3 Stunden)				
Diät oder andere Vorschriften einhalten				

Notizen

Modul 6: Alltagsleben und soziale Kontakte

	selbstständig	überwiegend selbstständig	überwiegend unselbstständig	unselbstständig Anmerkungen
Tagesablauf gestalten				
Ruhen und schlafen				
Sich beschäftigen				
Pläne machen				
Interaktion mit nahestehenden Personen				
Interaktion mit nahestehenden Personen				
Interaktion mit anderen Personen				

Notizen

Datum:

Modul 1: Mobilität   Wie oft oder wie lange benötigen Sie Hilfe?

	selbstständig	überwiegend selbstständig	überwiegend unselbstständig	unselbstständig	Anmerkungen
Positionswechsel im Bett					
Stabil sitzen					
Umsetzen					
Bewegung in der Wohnung					
Treppensteigen					

Modul 2: Kognitive und kommunikative Fähigkeiten

	Fähigkeit vorhanden	Fähigkeit größtenteils vorhanden	Fähigkeit gering vorhanden	Fähigkeit nicht vorhanden	Anmerkungen
Erkennen von bekannten Personen					
Räumliche Orientierung					
Zeitliche Orientierung					
Erinnern an wichtige Ereignisse					
Mehrschrittige Alltagshandlungen					
Entscheidungen treffen					
Informationen verstehen					
Gefahren erkennen					
Bedürfnisse mitteilen					
Aufforderungen verstehen					
Gespräche führen					

Notizen

Modul 3: Verhaltensweisen und psychische Problemlagen

Pflege	Nie oder sehr selten	Selten (wöchentlich)	Häufig (2-3x/Woche)	Täglich	Anmerkungen
Motorische Auffälligkeiten (z.B. Rastlos sein)					
Nächtliche Unruhe					
Selbstschädigendes Verhalten (z. B. sich kratzen)					
Beschädigen von Dingen					
Psychisch aggressives Verhalten gegenüber Anderen					
Verbal aggressives Verhalten gegenüber Anderen					
Andere verbale Auffälligkeiten					
Abwehr pflegerischer Maßnahmen					
Wahnvorstellungen					
Ängste					
Antriebslosigkeit oder Depression					
Sozial unangemessenes Verhalten					
Sonstiges pflegerelevantes unangemessenes Verhalten					

Notizen

Modul 4: Selbstversorgung & Kontinenz

Pflege	selbstständig	überwiegend selbstständig	überwiegend unselbstständig	unselbstständig	Anmerkungen
Oberkörper vorne waschen					
Kopf waschen					
Intimbereich waschen					
Duschen/Baden inkl. Haare					
Oberkörper an- und auskleiden					
Unterkörper an- und auskleiden					
Essen und Trinken mund- gerecht zerteilen bzw. eingießen					
Essen richtig einnehmen					
Trinken richtig einnehmen					
Toilette benutzen					
Mit Harninkontinenz umgehen (z. B. Urinbeutel leeren)					
Mit Stuhlinkontinenz umgehen (z. B. Stoma versorgen)					
Umgang mit der Sonde					

Kontinenz	überwiegend inkontinent	komplett inkontinent
Urin		
Stuhl		

Notizen

Modul 5: Selbstständiger Umgang mit Krankheiten & Therapien

Pflege	selbstständig	Hilfe nötig pro Woche	Hilfe nötig pro Monat	Anmerkungen
Medikamente nehmen				
Injektionen				
intravenöse Zugänge				
Absaugen und Sauer-stoffgabe				
Kälte- und Wärmean-wendungen und Einreiben				
Messen und deuten von Körperzuständen				
Körpernahe Hilfsmittel				
Verbandswechsel				
Versorgung mit Stoma				
Einmalkatheter und Abführmittel				
Häusliche Therapie-maßnahmen				
Zeit- und technik-intensive Maßnahmen				
Arztbesuche bewältigen				
Therapeutenbesuche be-wältigen				
Lange Besuche bei Arzt oder Therapeut (ab 3 Stunden)				
Diät oder andere Vorschriften einhalten				

Notizen

Modul 6: Alltagsleben und soziale Kontakte

	selbstständig	überwiegend selbstständig	überwiegend unselbstständig	unselbstständig Anmerkungen
Tagesablauf gestalten				
Ruhen und schlafen				
Sich beschäftigen				
Pläne machen				
Interaktion mit nahestehenden Personen				
Interaktion mit nahestehenden Personen				
Interaktion mit anderen Personen				

Notizen

Datum:

Modul 1: Mobilität

Wie oft oder wie lange benötigen Sie Hilfe?

	selbstständig	überwiegend selbstständig	überwiegend unselbstständig	unselbstständig	Anmerkungen
Positionswechsel im Bett					
Stabil sitzen					
Umsetzen					
Bewegung in der Wohnung					
Treppensteigen					

Modul 2: Kognitive und kommunikative Fähigkeiten

	Fähigkeit vorhanden	Fähigkeit größtenteils vorhanden	Fähigkeit gering vorhanden	Fähigkeit nicht vorhanden	Anmerkungen
Erkennen von bekannten Personen					
Räumliche Orientierung					
Zeitliche Orientierung					
Erinnern an wichtige Ereignisse					
Mehrschrittige Alltagshandlungen					
Entscheidungen treffen					
Informationen verstehen					
Gefahren erkennen					
Bedürfnisse mitteilen					
Aufforderungen verstehen					
Gespräche führen					

Notizen

Modul 3: Verhaltensweisen und psychische Problemlagen

Pflege	Nie oder sehr selten	Selten (wöchentlich)	Häufig (2-3x/Woche)	Täglich	Anmerkungen
Motorische Auffälligkeiten (z.B. Rastlos sein)					
Nächtliche Unruhe					
Selbstschädigendes Verhalten (z. B. sich kratzen)					
Beschädigen von Dingen					
Psychisch aggressives Verhalten gegenüber Anderen					
Verbal aggressives Verhalten gegenüber Anderen					
Andere verbale Auffälligkeiten					
Abwehr pflegerischer Maßnahmen					
Wahnvorstellungen					
Ängste					
Antriebslosigkeit oder Depression					
Sozial unangemessenes Verhalten					
Sonstiges pflegerelevantes unangemessenes Verhalten					

Notizen

Modul 4: Selbstversorgung & Kontinenz

Pflege	selbstständig	überwiegend selbstständig	überwiegend unselbstständig	unselbstständig	Anmerkungen
Oberkörper vorne waschen					
Kopf waschen					
Intimbereich waschen					
Duschen/Baden inkl. Haare					
Oberkörper an- und auskleiden					
Unterkörper an- und auskleiden					
Essen und Trinken mundgerecht zerteilen bzw. eingießen					
Essen richtig einnehmen					
Trinken richtig einnehmen					
Toilette benutzen					
Mit Harninkontinenz umgehen (z. B. Urinbeutel leeren)					
Mit Stuhlinkontinenz umgehen (z. B. Stoma versorgen)					
Umgang mit der Sonde					

Kontinenz	überwiegend inkontinent	komplett inkontinent
Urin		
Stuhl		

Notizen

Modul 5: Selbstständiger Umgang mit Krankheiten & Therapien

Pflege	selbstständig	Hilfe nötig pro Woche	Hilfe nötig pro Monat	Anmerkungen
Medikamente nehmen				
Injektionen				
intravenöse Zugänge				
Absaugen und Sauerstoffgabe				
Kälte- und Wärmeanwendungen und Einreiben				
Messen und deuten von Körperzuständen				
Körpernahe Hilfsmittel				
Verbandswechsel				
Versorgung mit Stoma				
Einmalkatheter und Abführmittel				
Häusliche Therapiemaßnahmen				
Zeit- und technikintensive Maßnahmen				
Arztbesuche bewältigen				
Therapeutenbesuche bewältigen				
Lange Besuche bei Arzt oder Therapeut (ab 3 Stunden)				
Diät oder andere Vorschriften einhalten				

Notizen

Modul 6: Alltagsleben und soziale Kontakte

Sültz Bücher	selbstständig	überwiegend selbstständig	überwiegend unselbstständig	unselbstständig Anmerkungen
Tagesablauf gestalten				
Ruhen und schlafen				
Sich beschäftigen				
Pläne machen				
Interaktion mit nahestehenden Personen				
Interaktion mit nahe-stehenden Personen				
Interaktion mit anderen Personen				

Notizen

Datum:

Modul 1: Mobilität — Wie oft oder wie lange benötigen Sie Hilfe?

	selbstständig	überwiegend selbstständig	überwiegend unselbstständig	unselbstständig	Anmerkungen
Positionswechsel im Bett					
Stabil sitzen					
Umsetzen					
Bewegung in der Wohnung					
Treppensteigen					

Modul 2: Kognitive und kommunikative Fähigkeiten

	Fähigkeit vorhanden	Fähigkeit größtenteils vorhanden	Fähigkeit gering vorhanden	Fähigkeit nicht vorhanden	Anmerkungen
Erkennen von bekannten Personen					
Räumliche Orientierung					
Zeitliche Orientierung					
Erinnern an wichtige Ereignisse					
Mehrschrittige Alltagshandlungen					
Entscheidungen treffen					
Informationen verstehen					
Gefahren erkennen					
Bedürfnisse mitteilen					
Aufforderungen verstehen					
Gespräche führen					

Notizen

Modul 3: Verhaltensweisen und psychische Problemlagen

Pflege	Nie oder sehr selten	Selten (wöchentlich)	Häufig (2-3x/Woche)	Täglich	Anmerkungen
Motorische Auffälligkeiten (z.B. Rastlos sein)					
Nächtliche Unruhe					
Selbstschädigendes Verhalten (z. B. sich kratzen)					
Beschädigen von Dingen					
Psychisch aggressives Verhalten gegenüber Anderen					
Verbal aggressives Verhalten gegenüber Anderen					
Andere verbale Auffälligkeiten					
Abwehr pflegerischer Maßnahmen					
Wahnvorstellungen					
Ängste					
Antriebslosigkeit oder Depression					
Sozial unangemessenes Verhalten					
Sonstiges pflegerelevantes unangemessenes Verhalten					

Notizen

Modul 4: Selbstversorgung & Kontinenz

Pflege	selbstständig	überwiegend selbstständig	überwiegend unselbstständig	unselbstständig	Anmerkungen
Oberkörper vorne waschen					
Kopf waschen					
Intimbereich waschen					
Duschen/Baden inkl. Haare					
Oberkörper an- und auskleiden					
Unterkörper an- und auskleiden					
Essen und Trinken mund- gerecht zerteilen bzw. eingießen					
Essen richtig einnehmen					
Trinken richtig einnehmen					
Toilette benutzen					
Mit Harninkontinenz umgehen (z. B. Urinbeutel leeren)					
Mit Stuhlinkontinenz umgehen (z. B. Stoma versorgen)					
Umgang mit der Sonde					

Kontinenz	überwiegend inkontinent	komplett inkontinent
Urin		
Stuhl		

Notizen

Modul 5: Selbstständiger Umgang mit Krankheiten & Therapien

Pflege	selbstständig	Hilfe nötig pro Woche	Hilfe nötig pro Monat	Anmerkungen
Medikamente nehmen				
Injektionen				
intravenöse Zugänge				
Absaugen und Sauerstoffgabe				
Kälte- und Wärmeanwendungen und Einreiben				
Messen und deuten von Körperzuständen				
Körpernahe Hilfsmittel				
Verbandswechsel				
Versorgung mit Stoma				
Einmalkatheter und Abführmittel				
Häusliche Therapiemaßnahmen				
Zeit- und technikintensive Maßnahmen				
Arztbesuche bewältigen				
Therapeutenbesuche bewältigen				
Lange Besuche bei Arzt oder Therapeut (ab 3 Stunden)				
Diät oder andere Vorschriften einhalten				

Notizen

Modul 6: Alltagsleben und soziale Kontakte

	selbstständig	überwiegend selbstständig	überwiegend unselbstständig	unselbstständig Anmerkungen
Tagesablauf gestalten				
Ruhen und schlafen				
Sich beschäftigen				
Pläne machen				
Interaktion mit nahestehenden Personen				
Interaktion mit nahestehenden Personen				
Interaktion mit anderen Personen				

Notizen

Datum:

Modul 1: Mobilität — Wie oft oder wie lange benötigen Sie Hilfe?

	selbstständig	überwiegend selbstständig	überwiegend unselbstständig	unselbstständig	Anmerkungen
Positionswechsel im Bett					
Stabil sitzen					
Umsetzen					
Bewegung in der Wohnung					
Treppensteigen					

Modul 2: Kognitive und kommunikative Fähigkeiten

	Fähigkeit vorhanden	Fähigkeit größtenteils vorhanden	Fähigkeit gering vorhanden	Fähigkeit nicht vorhanden	Anmerkungen
Erkennen von bekannten Personen					
Räumliche Orientierung					
Zeitliche Orientierung					
Erinnern an wichtige Ereignisse					
Mehrschrittige Alltagshandlungen					
Entscheidungen treffen					
Informationen verstehen					
Gefahren erkennen					
Bedürfnisse mitteilen					
Aufforderungen verstehen					
Gespräche führen					

Notizen

Modul 3: Verhaltensweisen und psychische Problemlagen

Pflege	Nie oder sehr selten	Selten (wöchentlich)	Häufig (2-3x/Woche)	Täglich	Anmerkungen
Motorische Auffälligkeiten (z.B. Rastlos sein)					
Nächtliche Unruhe					
Selbstschädigendes Verhalten (z. B. sich kratzen)					
Beschädigen von Dingen					
Psychisch aggressives Verhalten gegenüber Anderen					
Verbal aggressives Verhalten gegenüber Anderen					
Andere verbale Auffälligkeiten					
Abwehr pflegerischer Maßnahmen					
Wahnvorstellungen					
Ängste					
Antriebslosigkeit oder Depression					
Sozial unangemessenes Verhalten					
Sonstiges pflegerelevantes unangemessenes Verhalten					

Notizen

Modul 4: Selbstversorgung & Kontinenz

Pflege	selbstständig	überwiegend selbstständig	überwiegend unselbstständig	unselbstständig	Anmerkungen
Oberkörper vorne waschen					
Kopf waschen					
Intimbereich waschen					
Duschen/Baden inkl. Haare					
Oberkörper an- und auskleiden					
Unterkörper an- und auskleiden					
Essen und Trinken mund- gerecht zerteilen bzw. eingießen					
Essen richtig einnehmen					
Trinken richtig einnehmen					
Toilette benutzen					
Mit Harninkontinenz umgehen (z. B. Urinbeutel leeren)					
Mit Stuhlinkontinenz umgehen (z. B. Stoma versorgen)					
Umgang mit der Sonde					

Kontinenz	überwiegend inkontinent	komplett inkontinent
Urin		
Stuhl		

Notizen

Modul 5: Selbstständiger Umgang mit Krankheiten & Therapien

Pflege	selbstständig	Hilfe nötig pro Woche	Hilfe nötig pro Monat	Anmerkungen
Medikamente nehmen				
Injektionen				
intravenöse Zugänge				
Absaugen und Sauer-stoffgabe				
Kälte- und Wärmean-wendungen und Einreiben				
Messen und deuten von Körperzuständen				
Körpernahe Hilfsmittel				
Verbandswechsel				
Versorgung mit Stoma				
Einmalkatheter und Abführmittel				
Häusliche Therapie-maßnahmen				
Zeit- und technik-intensive Maßnahmen				
Arztbesuche bewältigen				
Therapeutenbesuche be-wältigen				
Lange Besuche bei Arzt oder Therapeut (ab 3 Stunden)				
Diät oder andere Vorschriften einhalten				

Notizen

Modul 6: Alltagsleben und soziale Kontakte

	selbstständig	überwiegend selbstständig	überwiegend unselbstständig	unselbstständig Anmerkungen
Tagesablauf gestalten				
Ruhen und schlafen				
Sich beschäftigen				
Pläne machen				
Interaktion mit nahestehenden Personen				
Interaktion mit nahe-stehenden Personen				
Interaktion mit anderen Personen				

Notizen

Datum:

Modul 1: Mobilität

Wie oft oder wie lange benötigen Sie Hilfe?

	selbstständig	überwiegend selbstständig	überwiegend unselbstständig	unselbstständig	Anmerkungen
Positionswechsel im Bett					
Stabil sitzen					
Umsetzen					
Bewegung in der Wohnung					
Treppensteigen					

Modul 2: Kognitive und kommunikative Fähigkeiten

	Fähigkeit vorhanden	Fähigkeit größtenteils vorhanden	Fähigkeit gering vorhanden	Fähigkeit nicht vorhanden	Anmerkungen
Erkennen von bekannten Personen					
Räumliche Orientierung					
Zeitliche Orientierung					
Erinnern an wichtige Ereignisse					
Mehrschrittige Alltagshandlungen					
Entscheidungen treffen					
Informationen verstehen					
Gefahren erkennen					
Bedürfnisse mitteilen					
Aufforderungen verstehen					
Gespräche führen					

Notizen

Modul 3: Verhaltensweisen und psychische Problemlagen

Pflege	Nie oder sehr selten	Selten (wöchentlich)	Häufig (2-3x/Woche)	Täglich	Anmerkungen
Motorische Auffälligkeiten (z.B. Rastlos sein)					
Nächtliche Unruhe					
Selbstschädigendes Verhalten (z. B. sich kratzen)					
Beschädigen von Dingen					
Psychisch aggressives Verhalten gegenüber Anderen					
Verbal aggressives Verhalten gegenüber Anderen					
Andere verbale Auffälligkeiten					
Abwehr pflegerischer Maßnahmen					
Wahnvorstellungen					
Ängste					
Antriebslosigkeit oder Depression					
Sozial unangemessenes Verhalten					
Sonstiges pflegerelevantes unangemessenes Verhalten					

Notizen

Modul 4: Selbstversorgung & Kontinenz

Pflege	selbstständig	überwiegend selbstständig	überwiegend unselbstständig	unselbstständig	Anmerkungen
Oberkörper vorne waschen					
Kopf waschen					
Intimbereich waschen					
Duschen/Baden inkl. Haare					
Oberkörper an- und auskleiden					
Unterkörper an- und auskleiden					
Essen und Trinken mundgerecht zerteilen bzw. eingießen					
Essen richtig einnehmen					
Trinken richtig einnehmen					
Toilette benutzen					
Mit Harninkontinenz umgehen (z. B. Urinbeutel leeren)					
Mit Stuhlinkontinenz umgehen (z. B. Stoma versorgen)					
Umgang mit der Sonde					

Kontinenz	überwiegend inkontinent	komplett inkontinent
Urin		
Stuhl		

Notizen

Modul 5: Selbstständiger Umgang mit Krankheiten & Therapien

Pflege	selbstständig	Hilfe nötig pro Woche	Hilfe nötig pro Monat	Anmerkungen
Medikamente nehmen				
Injektionen				
intravenöse Zugänge				
Absaugen und Sauerstoffgabe				
Kälte- und Wärmeanwendungen und Einreiben				
Messen und deuten von Körperzuständen				
Körpernahe Hilfsmittel				
Verbandswechsel				
Versorgung mit Stoma				
Einmalkatheter und Abführmittel				
Häusliche Therapiemaßnahmen				
Zeit- und technikintensive Maßnahmen				
Arztbesuche bewältigen				
Therapeutenbesuche bewältigen				
Lange Besuche bei Arzt oder Therapeut (ab 3 Stunden)				
Diät oder andere Vorschriften einhalten				

Notizen

Modul 6: Alltagsleben und soziale Kontakte

Sültz Bücher	selbstständig	überwiegend selbstständig	überwiegend unselbstständig	unselbstständig Anmerkungen
Tagesablauf gestalten				
Ruhen und schlafen				
Sich beschäftigen				
Pläne machen				
Interaktion mit nahestehenden Personen				
Interaktion mit nahe-stehenden Personen				
Interaktion mit anderen Personen				

Notizen

Datum:

Modul 1: Mobilität

Wie oft oder wie lange benötigen Sie Hilfe?

	selbstständig	überwiegend selbstständig	überwiegend unselbstständig	unselbstständig	Anmerkungen
Positionswechsel im Bett					
Stabil sitzen					
Umsetzen					
Bewegung in der Wohnung					
Treppensteigen					

Modul 2: Kognitive und kommunikative Fähigkeiten

	Fähigkeit vorhanden	Fähigkeit größtenteils vorhanden	Fähigkeit gering vorhanden	Fähigkeit nicht vorhanden	Anmerkungen
Erkennen von bekannten Personen					
Räumliche Orientierung					
Zeitliche Orientierung					
Erinnern an wichtige Ereignisse					
Mehrschrittige Alltagshandlungen					
Entscheidungen treffen					
Informationen verstehen					
Gefahren erkennen					
Bedürfnisse mitteilen					
Aufforderungen verstehen					
Gespräche führen					

Notizen

Modul 3: Verhaltensweisen und psychische Problemlagen

Pflege	Nie oder sehr selten	Selten (wöchentlich)	Häufig (2-3x/Woche)	Täglich	Anmerkungen
Motorische Auffälligkeiten (z.B. Rastlos sein)					
Nächtliche Unruhe					
Selbstschädigendes Verhalten (z. B. sich kratzen)					
Beschädigen von Dingen					
Psychisch aggressives Verhalten gegenüber Anderen					
Verbal aggressives Verhalten gegenüber Anderen					
Andere verbale Auffälligkeiten					
Abwehr pflegerischer Maßnahmen					
Wahnvorstellungen					
Ängste					
Antriebslosigkeit oder Depression					
Sozial unangemessenes Verhalten					
Sonstiges pflegerelevantes unangemessenes Verhalten					

Notizen

Modul 4: Selbstversorgung & Kontinenz

Pflege	selbstständig	überwiegend selbstständig	überwiegend unselbstständig	unselbstständig	Anmerkungen
Oberkörper vorne waschen					
Kopf waschen					
Intimbereich waschen					
Duschen/Baden inkl. Haare					
Oberkörper an- und auskleiden					
Unterkörper an- und auskleiden					
Essen und Trinken mundgerecht zerteilen bzw. eingießen					
Essen richtig einnehmen					
Trinken richtig einnehmen					
Toilette benutzen					
Mit Harninkontinenz umgehen (z. B. Urinbeutel leeren)					
Mit Stuhlinkontinenz umgehen (z. B. Stoma versorgen)					
Umgang mit der Sonde					

Kontinenz	überwiegend inkontinent	komplett inkontinent
Urin		
Stuhl		

Notizen

Modul 5: Selbstständiger Umgang mit Krankheiten & Therapien

Pflege	selbstständig	Hilfe nötig pro Woche	Hilfe nötig pro Monat	Anmerkungen
Medikamente nehmen				
Injektionen				
intravenöse Zugänge				
Absaugen und Sauer- stoffgabe				
Kälte- und Wärmean- wendungen und Einreiben				
Messen und deuten von Körperzuständen				
Körpernahe Hilfsmittel				
Verbandswechsel				
Versorgung mit Stoma				
Einmalkatheter und Abführmittel				
Häusliche Therapie- maßnahmen				
Zeit- und technik- intensive Maßnahmen				
Arztbesuche bewältigen				
Therapeutenbesuche be- wältigen				
Lange Besuche bei Arzt oder Therapeut (ab 3 Stunden)				
Diät oder andere Vorschriften einhalten				

Notizen

Modul 6: Alltagsleben und soziale Kontakte

	selbstständig	überwiegend selbstständig	überwiegend unselbstständig	unselbstständig Anmerkungen
Tagesablauf gestalten				
Ruhen und schlafen				
Sich beschäftigen				
Pläne machen				
Interaktion mit nahestehenden Personen				
Interaktion mit nahestehenden Personen				
Interaktion mit anderen Personen				

Notizen

Datum:

Modul 1: Mobilität   Wie oft oder wie lange benötigen Sie Hilfe?

	selbstständig	überwiegend selbstständig	überwiegend unselbstständig	unselbstständig	Anmerkungen
Positionswechsel im Bett					
Stabil sitzen					
Umsetzen					
Bewegung in der Wohnung					
Treppensteigen					

Modul 2: Kognitive und kommunikative Fähigkeiten

	Fähigkeit vorhanden	Fähigkeit größtenteils vorhanden	Fähigkeit gering vorhanden	Fähigkeit nicht vorhanden	Anmerkungen
Erkennen von bekannten Personen					
Räumliche Orientierung					
Zeitliche Orientierung					
Erinnern an wichtige Ereignisse					
Mehrschrittige Alltagshandlungen					
Entscheidungen treffen					
Informationen verstehen					
Gefahren erkennen					
Bedürfnisse mitteilen					
Aufforderungen verstehen					
Gespräche führen					

Notizen

Modul 3: Verhaltensweisen und psychische Problemlagen

Pflege	Nie oder sehr selten	Selten (wöchentlich)	Häufig (2-3x/Woche)	Täglich	Anmerkungen
Motorische Auffälligkeiten (z.B. Rastlos sein)					
Nächtliche Unruhe					
Selbstschädigendes Verhalten (z. B. sich kratzen)					
Beschädigen von Dingen					
Psychisch aggressives Verhalten gegenüber Anderen					
Verbal aggressives Verhalten gegenüber Anderen					
Andere verbale Auffälligkeiten					
Abwehr pflegerischer Maßnahmen					
Wahnvorstellungen					
Ängste					
Antriebslosigkeit oder Depression					
Sozial unangemessenes Verhalten					
Sonstiges pflegerelevantes unangemessenes Verhalten					

Notizen

Modul 4: Selbstversorgung & Kontinenz

Pflege	selbstständig	überwiegend selbstständig	überwiegend unselbstständig	unselbstständig	Anmerkungen
Oberkörper vorne waschen					
Kopf waschen					
Intimbereich waschen					
Duschen/Baden inkl. Haare					
Oberkörper an- und auskleiden					
Unterkörper an- und auskleiden					
Essen und Trinken mundgerecht zerteilen bzw. eingießen					
Essen richtig einnehmen					
Trinken richtig einnehmen					
Toilette benutzen					
Mit Harninkontinenz umgehen (z. B. Urinbeutel leeren)					
Mit Stuhlinkontinenz umgehen (z. B. Stoma versorgen)					
Umgang mit der Sonde					

Kontinenz	überwiegend inkontinent	komplett inkontinent
Urin		
Stuhl		

Notizen

Modul 5: Selbstständiger Umgang mit Krankheiten & Therapien

Pflege	selbstständig	Hilfe nötig pro Woche	Hilfe nötig pro Monat	Anmerkungen
Medikamente nehmen				
Injektionen				
intravenöse Zugänge				
Absaugen und Sauer- stoffgabe				
Kälte- und Wärmean- wendungen und Einreiben				
Messen und deuten von Körperzuständen				
Körpernahe Hilfsmittel				
Verbandswechsel				
Versorgung mit Stoma				
Einmalkatheter und Abführmittel				
Häusliche Therapie- maßnahmen				
Zeit- und technik- intensive Maßnahmen				
Arztbesuche bewältigen				
Therapeutenbesuche be- wältigen				
Lange Besuche bei Arzt oder Therapeut (ab 3 Stunden)				
Diät oder andere Vorschriften einhalten				

Notizen

Modul 6: Alltagsleben und soziale Kontakte

	selbstständig	überwiegend selbstständig	überwiegend unselbstständig	unselbstständig	Anmerkungen
Tagesablauf gestalten					
Ruhen und schlafen					
Sich beschäftigen					
Pläne machen					
Interaktion mit nahestehenden Personen					
Interaktion mit nahestehenden Personen					
Interaktion mit anderen Personen					

Notizen

Datum:

Modul 1: Mobilität

Wie oft oder wie lange benötigen Sie Hilfe?

	selbstständig	überwiegend selbstständig	überwiegend unselbstständig	unselbstständig	Anmerkungen
Positionswechsel im Bett					
Stabil sitzen					
Umsetzen					
Bewegung in der Wohnung					
Treppensteigen					

Modul 2: Kognitive und kommunikative Fähigkeiten

	Fähigkeit vorhanden	Fähigkeit größtenteils vorhanden	Fähigkeit gering vorhanden	Fähigkeit nicht vorhanden	Anmerkungen
Erkennen von bekannten Personen					
Räumliche Orientierung					
Zeitliche Orientierung					
Erinnern an wichtige Ereignisse					
Mehrschrittige Alltagshandlungen					
Entscheidungen treffen					
Informationen verstehen					
Gefahren erkennen					
Bedürfnisse mitteilen					
Aufforderungen verstehen					
Gespräche führen					

Notizen

Modul 3: Verhaltensweisen und psychische Problemlagen

Pflege	Nie oder sehr selten	Selten (wöchentlich)	Häufig (2-3x/Woche)	Täglich	Anmerkungen
Motorische Auffälligkeiten (z.B. Rastlos sein)					
Nächtliche Unruhe					
Selbstschädigendes Verhalten (z. B. sich kratzen)					
Beschädigen von Dingen					
Psychisch aggressives Verhalten gegenüber Anderen					
Verbal aggressives Verhalten gegenüber Anderen					
Andere verbale Auffälligkeiten					
Abwehr pflegerischer Maßnahmen					
Wahnvorstellungen					
Ängste					
Antriebslosigkeit oder Depression					
Sozial unangemessenes Verhalten					
Sonstiges pflegerelevantes unangemessenes Verhalten					

Notizen

Modul 4: Selbstversorgung & Kontinenz

Pflege	selbstständig	überwiegend selbstständig	überwiegend unselbstständig	unselbstständig	Anmerkungen
Oberkörper vorne waschen					
Kopf waschen					
Intimbereich waschen					
Duschen/Baden inkl. Haare					
Oberkörper an- und auskleiden					
Unterkörper an- und auskleiden					
Essen und Trinken mundgerecht zerteilen bzw. eingießen					
Essen richtig einnehmen					
Trinken richtig einnehmen					
Toilette benutzen					
Mit Harninkontinenz umgehen (z. B. Urinbeutel leeren)					
Mit Stuhlinkontinenz umgehen (z. B. Stoma versorgen)					
Umgang mit der Sonde					

Kontinenz	überwiegend inkontinent	komplett inkontinent
Urin		
Stuhl		

Notizen

Modul 5: Selbstständiger Umgang mit Krankheiten & Therapien

Pflege	selbstständig	Hilfe nötig pro Woche	Hilfe nötig pro Monat	Anmerkungen
Medikamente nehmen				
Injektionen				
intravenöse Zugänge				
Absaugen und Sauerstoffgabe				
Kälte- und Wärmeanwendungen und Einreiben				
Messen und deuten von Körperzuständen				
Körpernahe Hilfsmittel				
Verbandswechsel				
Versorgung mit Stoma				
Einmalkatheter und Abführmittel				
Häusliche Therapiemaßnahmen				
Zeit- und technikintensive Maßnahmen				
Arztbesuche bewältigen				
Therapeutenbesuche bewältigen				
Lange Besuche bei Arzt oder Therapeut (ab 3 Stunden)				
Diät oder andere Vorschriften einhalten				

Notizen

Modul 6: Alltagsleben und soziale Kontakte

	selbstständig	überwiegend selbstständig	überwiegend unselbstständig	unselbstständig Anmerkungen
Tagesablauf gestalten				
Ruhen und schlafen				
Sich beschäftigen				
Pläne machen				
Interaktion mit nahestehenden Personen				
Interaktion mit nahe-stehenden Personen				
Interaktion mit anderen Personen				

Notizen

Datum:

Modul 1: Mobilität — Wie oft oder wie lange benötigen Sie Hilfe?

	selbstständig	überwiegend selbstständig	überwiegend unselbstständig	unselbstständig	Anmerkungen
Positionswechsel im Bett					
Stabil sitzen					
Umsetzen					
Bewegung in der Wohnung					
Treppensteigen					

Modul 2: Kognitive und kommunikative Fähigkeiten

	Fähigkeit vorhanden	Fähigkeit größtenteils vorhanden	Fähigkeit gering vorhanden	Fähigkeit nicht vorhanden	Anmerkungen
Erkennen von bekannten Personen					
Räumliche Orientierung					
Zeitliche Orientierung					
Erinnern an wichtige Ereignisse					
Mehrschrittige Alltagshandlungen					
Entscheidungen treffen					
Informationen verstehen					
Gefahren erkennen					
Bedürfnisse mitteilen					
Aufforderungen verstehen					
Gespräche führen					

Notizen

Modul 3: Verhaltensweisen und psychische Problemlagen

Pflege	Nie oder sehr selten	Selten (wöchentlich)	Häufig (2-3x/Woche)	Täglich	Anmerkungen
Motorische Auffälligkeiten (z.B. Rastlos sein)					
Nächtliche Unruhe					
Selbstschädigendes Verhalten (z. B. sich kratzen)					
Beschädigen von Dingen					
Psychisch aggressives Verhalten gegenüber Anderen					
Verbal aggressives Verhalten gegenüber Anderen					
Andere verbale Auffälligkeiten					
Abwehr pflegerischer Maßnahmen					
Wahnvorstellungen					
Ängste					
Antriebslosigkeit oder Depression					
Sozial unangemessenes Verhalten					
Sonstiges pflegerelevantes unangemessenes Verhalten					

Notizen

Modul 4: Selbstversorgung & Kontinenz

Pflege	selbstständig	überwiegend selbstständig	überwiegend unselbstständig	unselbstständig	Anmerkungen
Oberkörper vorne waschen					
Kopf waschen					
Intimbereich waschen					
Duschen/Baden inkl. Haare					
Oberkörper an- und auskleiden					
Unterkörper an- und auskleiden					
Essen und Trinken mundgerecht zerteilen bzw. eingießen					
Essen richtig einnehmen					
Trinken richtig einnehmen					
Toilette benutzen					
Mit Harninkontinenz umgehen (z. B. Urinbeutel leeren)					
Mit Stuhlinkontinenz umgehen (z. B. Stoma versorgen)					
Umgang mit der Sonde					

Kontinenz	überwiegend inkontinent	komplett inkontinent
Urin		
Stuhl		

Notizen

Modul 5: Selbstständiger Umgang mit Krankheiten & Therapien

Pflege	selbstständig	Hilfe nötig pro Woche	Hilfe nötig pro Monat	Anmerkungen
Medikamente nehmen				
Injektionen				
intravenöse Zugänge				
Absaugen und Sauer-stoffgabe				
Kälte- und Wärmean-wendungen und Einreiben				
Messen und deuten von Körperzuständen				
Körpernahe Hilfsmittel				
Verbandswechsel				
Versorgung mit Stoma				
Einmalkatheter und Abführmittel				
Häusliche Therapie-maßnahmen				
Zeit- und technik-intensive Maßnahmen				
Arztbesuche bewältigen				
Therapeutenbesuche be-wältigen				
Lange Besuche bei Arzt oder Therapeut (ab 3 Stunden)				
Diät oder andere Vorschriften einhalten				

Notizen

Modul 6: Alltagsleben und soziale Kontakte

	selbstständig	überwiegend selbstständig	überwiegend unselbstständig	unselbstständig Anmerkungen
Tagesablauf gestalten				
Ruhen und schlafen				
Sich beschäftigen				
Pläne machen				
Interaktion mit nahestehenden Personen				
Interaktion mit nahe-stehenden Personen				
Interaktion mit anderen Personen				

Notizen

Datum:

Modul 1: Mobilität   Wie oft oder wie lange benötigen Sie Hilfe?

	selbstständig	überwiegend selbstständig	überwiegend unselbstständig	unselbstständig	Anmerkungen
Positionswechsel im Bett					
Stabil sitzen					
Umsetzen					
Bewegung in der Wohnung					
Treppensteigen					

Modul 2: Kognitive und kommunikative Fähigkeiten

	Fähigkeit vorhanden	Fähigkeit größtenteils vorhanden	Fähigkeit gering vorhanden	Fähigkeit nicht vorhanden	Anmerkungen
Erkennen von bekannten Personen					
Räumliche Orientierung					
Zeitliche Orientierung					
Erinnern an wichtige Ereignisse					
Mehrschrittige Alltagshandlungen					
Entscheidungen treffen					
Informationen verstehen					
Gefahren erkennen					
Bedürfnisse mitteilen					
Aufforderungen verstehen					
Gespräche führen					

Notizen

Modul 3: Verhaltensweisen und psychische Problemlagen

Pflege	Nie oder sehr selten	Selten (wöchentlich)	Häufig (2-3x/Woche)	Täglich	Anmerkungen
Motorische Auffälligkeiten (z.B. Rastlos sein)					
Nächtliche Unruhe					
Selbstschädigendes Verhalten (z. B. sich kratzen)					
Beschädigen von Dingen					
Psychisch aggressives Verhalten gegenüber Anderen					
Verbal aggressives Verhalten gegenüber Anderen					
Andere verbale Auffälligkeiten					
Abwehr pflegerischer Maßnahmen					
Wahnvorstellungen					
Ängste					
Antriebslosigkeit oder Depression					
Sozial unangemessenes Verhalten					
Sonstiges pflegerelevantes unangemessenes Verhalten					

Notizen

Modul 4: Selbstversorgung & Kontinenz

Pflege	selbstständig	überwiegend selbstständig	überwiegend unselbstständig	unselbstständig	Anmerkungen
Oberkörper vorne waschen					
Kopf waschen					
Intimbereich waschen					
Duschen/Baden inkl. Haare					
Oberkörper an- und auskleiden					
Unterkörper an- und auskleiden					
Essen und Trinken mund- gerecht zerteilen bzw. eingießen					
Essen richtig einnehmen					
Trinken richtig einnehmen					
Toilette benutzen					
Mit Harninkontinenz umgehen (z. B. Urinbeutel leeren)					
Mit Stuhlinkontinenz umgehen (z. B. Stoma versorgen)					
Umgang mit der Sonde					

Kontinenz	überwiegend inkontinent	komplett inkontinent
Urin		
Stuhl		

Notizen

Modul 5: Selbstständiger Umgang mit Krankheiten & Therapien

Pflege	selbstständig	Hilfe nötig pro Woche	Hilfe nötig pro Monat	Anmerkungen
Medikamente nehmen				
Injektionen				
intravenöse Zugänge				
Absaugen und Sauerstoffgabe				
Kälte- und Wärmeanwendungen und Einreiben				
Messen und deuten von Körperzuständen				
Körpernahe Hilfsmittel				
Verbandswechsel				
Versorgung mit Stoma				
Einmalkatheter und Abführmittel				
Häusliche Therapiemaßnahmen				
Zeit- und technikintensive Maßnahmen				
Arztbesuche bewältigen				
Therapeutenbesuche bewältigen				
Lange Besuche bei Arzt oder Therapeut (ab 3 Stunden)				
Diät oder andere Vorschriften einhalten				

Notizen

Modul 6: Alltagsleben und soziale Kontakte

	selbstständig	überwiegend selbstständig	überwiegend unselbstständig	unselbstständig Anmerkungen
Tagesablauf gestalten				
Ruhen und schlafen				
Sich beschäftigen				
Pläne machen				
Interaktion mit nahestehenden Personen				
Interaktion mit nahestehenden Personen				
Interaktion mit anderen Personen				

Notizen

Datum:

Modul 1: Mobilität

Wie oft oder wie lange benötigen Sie Hilfe?

	selbstständig	überwiegend selbstständig	überwiegend unselbstständig	unselbstständig	Anmerkungen
Positionswechsel im Bett					
Stabil sitzen					
Umsetzen					
Bewegung in der Wohnung					
Treppensteigen					

Modul 2: Kognitive und kommunikative Fähigkeiten

	Fähigkeit vorhanden	Fähigkeit größtenteils vorhanden	Fähigkeit gering vorhanden	Fähigkeit nicht vorhanden	Anmerkungen
Erkennen von bekannten Personen					
Räumliche Orientierung					
Zeitliche Orientierung					
Erinnern an wichtige Ereignisse					
Mehrschrittige Alltagshandlungen					
Entscheidungen treffen					
Informationen verstehen					
Gefahren erkennen					
Bedürfnisse mitteilen					
Aufforderungen verstehen					
Gespräche führen					

Notizen

Modul 3: Verhaltensweisen und psychische Problemlagen

Pflege	Nie oder sehr selten	Selten (wöchentlich)	Häufig (2-3x/Woche)	Täglich	Anmerkungen
Motorische Auffälligkeiten (z.B. Rastlos sein)					
Nächtliche Unruhe					
Selbstschädigendes Verhalten (z. B. sich kratzen)					
Beschädigen von Dingen					
Psychisch aggressives Verhalten gegenüber Anderen					
Verbal aggressives Verhalten gegenüber Anderen					
Andere verbale Auffälligkeiten					
Abwehr pflegerischer Maßnahmen					
Wahnvorstellungen					
Ängste					
Antriebslosigkeit oder Depression					
Sozial unangemessenes Verhalten					
Sonstiges pflegerelevantes unangemessenes Verhalten					

Notizen

Modul 4: Selbstversorgung & Kontinenz

Pflege	selbstständig	überwiegend selbstständig	überwiegend unselbstständig	unselbstständig	Anmerkungen
Oberkörper vorne waschen					
Kopf waschen					
Intimbereich waschen					
Duschen/Baden inkl. Haare					
Oberkörper an- und auskleiden					
Unterkörper an- und auskleiden					
Essen und Trinken mundgerecht zerteilen bzw. eingießen					
Essen richtig einnehmen					
Trinken richtig einnehmen					
Toilette benutzen					
Mit Harninkontinenz umgehen (z. B. Urinbeutel leeren)					
Mit Stuhlinkontinenz umgehen (z. B. Stoma versorgen)					
Umgang mit der Sonde					

Kontinenz	überwiegend inkontinent	komplett inkontinent
Urin		
Stuhl		

Notizen

Modul 5: Selbstständiger Umgang mit Krankheiten & Therapien

Pflege	selbstständig	Hilfe nötig pro Woche	Hilfe nötig pro Monat	Anmerkungen
Medikamente nehmen				
Injektionen				
intravenöse Zugänge				
Absaugen und Sauerstoffgabe				
Kälte- und Wärmeanwendungen und Einreiben				
Messen und deuten von Körperzuständen				
Körpernahe Hilfsmittel				
Verbandswechsel				
Versorgung mit Stoma				
Einmalkatheter und Abführmittel				
Häusliche Therapiemaßnahmen				
Zeit- und technikintensive Maßnahmen				
Arztbesuche bewältigen				
Therapeutenbesuche bewältigen				
Lange Besuche bei Arzt oder Therapeut (ab 3 Stunden)				
Diät oder andere Vorschriften einhalten				

Notizen

Modul 6: Alltagsleben und soziale Kontakte

	selbstständig	überwiegend selbstständig	überwiegend unselbstständig	unselbstständig Anmerkungen
Tagesablauf gestalten				
Ruhen und schlafen				
Sich beschäftigen				
Pläne machen				
Interaktion mit nahestehenden Personen				
Interaktion mit nahestehenden Personen				
Interaktion mit anderen Personen				

Notizen

Datum:

Modul 1: Mobilität — Wie oft oder wie lange benötigen Sie Hilfe?

	selbstständig	überwiegend selbstständig	überwiegend unselbstständig	unselbstständig	Anmerkungen
Positionswechsel im Bett					
Stabil sitzen					
Umsetzen					
Bewegung in der Wohnung					
Treppensteigen					

Modul 2: Kognitive und kommunikative Fähigkeiten

	Fähigkeit vorhanden	Fähigkeit größtenteils vorhanden	Fähigkeit gering vorhanden	Fähigkeit nicht vorhanden	Anmerkungen
Erkennen von bekannten Personen					
Räumliche Orientierung					
Zeitliche Orientierung					
Erinnern an wichtige Ereignisse					
Mehrschrittige Alltagshandlungen					
Entscheidungen treffen					
Informationen verstehen					
Gefahren erkennen					
Bedürfnisse mitteilen					
Aufforderungen verstehen					
Gespräche führen					

Notizen

Modul 3: Verhaltensweisen und psychische Problemlagen

Pflege	Nie oder sehr selten	Selten (wöchentlich)	Häufig (2-3x/Woche)	Täglich	Anmerkungen
Motorische Auffälligkeiten (z.B. Rastlos sein)					
Nächtliche Unruhe					
Selbstschädigendes Verhalten (z. B. sich kratzen)					
Beschädigen von Dingen					
Psychisch aggressives Verhalten gegenüber Anderen					
Verbal aggressives Verhalten gegenüber Anderen					
Andere verbale Auffälligkeiten					
Abwehr pflegerischer Maßnahmen					
Wahnvorstellungen					
Ängste					
Antriebslosigkeit oder Depression					
Sozial unangemessenes Verhalten					
Sonstiges pflegerelevantes unangemessenes Verhalten					

Notizen

Modul 4: Selbstversorgung & Kontinenz

Pflege	selbstständig	überwiegend selbstständig	überwiegend unselbstständig	unselbstständig	Anmerkungen
Oberkörper vorne waschen					
Kopf waschen					
Intimbereich waschen					
Duschen/Baden inkl. Haare					
Oberkörper an- und auskleiden					
Unterkörper an- und auskleiden					
Essen und Trinken mundgerecht zerteilen bzw. eingießen					
Essen richtig einnehmen					
Trinken richtig einnehmen					
Toilette benutzen					
Mit Harninkontinenz umgehen (z. B. Urinbeutel leeren)					
Mit Stuhlinkontinenz umgehen (z. B. Stoma versorgen)					
Umgang mit der Sonde					

Kontinenz	überwiegend inkontinent	komplett inkontinent
Urin		
Stuhl		

Notizen

Modul 5: Selbstständiger Umgang mit Krankheiten & Therapien

Pflege	selbstständig	Hilfe nötig pro Woche	Hilfe nötig pro Monat	Anmerkungen
Medikamente nehmen				
Injektionen				
intravenöse Zugänge				
Absaugen und Sauer-stoffgabe				
Kälte- und Wärmean-wendungen und Einreiben				
Messen und deuten von Körperzuständen				
Körpernahe Hilfsmittel				
Verbandswechsel				
Versorgung mit Stoma				
Einmalkatheter und Abführmittel				
Häusliche Therapie-maßnahmen				
Zeit- und technik-intensive Maßnahmen				
Arztbesuche bewältigen				
Therapeutenbesuche be-wältigen				
Lange Besuche bei Arzt oder Therapeut (ab 3 Stunden)				
Diät oder andere Vorschriften einhalten				

Notizen

Modul 6: Alltagsleben und soziale Kontakte

	selbstständig	überwiegend selbstständig	überwiegend unselbstständig	unselbstständig Anmerkungen
Tagesablauf gestalten				
Ruhen und schlafen				
Sich beschäftigen				
Pläne machen				
Interaktion mit nahestehenden Personen				
Interaktion mit nahe-stehenden Personen				
Interaktion mit anderen Personen				

Notizen

Datum:

Modul 1: Mobilität

Wie oft oder wie lange benötigen Sie Hilfe?

	selbstständig	überwiegend selbstständig	überwiegend unselbstständig	unselbstständig	Anmerkungen
Positionswechsel im Bett					
Stabil sitzen					
Umsetzen					
Bewegung in der Wohnung					
Treppensteigen					

Modul 2: Kognitive und kommunikative Fähigkeiten

	Fähigkeit vorhanden	Fähigkeit größtenteils vorhanden	Fähigkeit gering vorhanden	Fähigkeit nicht vorhanden	Anmerkungen
Erkennen von bekannten Personen					
Räumliche Orientierung					
Zeitliche Orientierung					
Erinnern an wichtige Ereignisse					
Mehrschrittige Alltagshandlungen					
Entscheidungen treffen					
Informationen verstehen					
Gefahren erkennen					
Bedürfnisse mitteilen					
Aufforderungen verstehen					
Gespräche führen					

Notizen

Modul 3: Verhaltensweisen und psychische Problemlagen

Pflege	Nie oder sehr selten	Selten (wöchentlich)	Häufig (2-3x/Woche)	Täglich	Anmerkungen
Motorische Auffälligkeiten (z.B. Rastlos sein)					
Nächtliche Unruhe					
Selbstschädigendes Verhalten (z. B. sich kratzen)					
Beschädigen von Dingen					
Psychisch aggressives Verhalten gegenüber Anderen					
Verbal aggressives Verhalten gegenüber Anderen					
Andere verbale Auffälligkeiten					
Abwehr pflegerischer Maßnahmen					
Wahnvorstellungen					
Ängste					
Antriebslosigkeit oder Depression					
Sozial unangemessenes Verhalten					
Sonstiges pflegerelevantes unangemessenes Verhalten					

Notizen

Modul 4: Selbstversorgung & Kontinenz

Pflege	selbstständig	überwiegend selbstständig	überwiegend unselbstständig	unselbstständig	Anmerkungen
Oberkörper vorne waschen					
Kopf waschen					
Intimbereich waschen					
Duschen/Baden inkl. Haare					
Oberkörper an- und auskleiden					
Unterkörper an- und auskleiden					
Essen und Trinken mundgerecht zerteilen bzw. eingießen					
Essen richtig einnehmen					
Trinken richtig einnehmen					
Toilette benutzen					
Mit Harninkontinenz umgehen (z. B. Urinbeutel leeren)					
Mit Stuhlinkontinenz umgehen (z. B. Stoma versorgen)					
Umgang mit der Sonde					

Kontinenz	überwiegend inkontinent	komplett inkontinent
Urin		
Stuhl		

Notizen

Modul 5: Selbstständiger Umgang mit Krankheiten & Therapien

Pflege	selbstständig	Hilfe nötig pro Woche	Hilfe nötig pro Monat	Anmerkungen
Medikamente nehmen				
Injektionen				
intravenöse Zugänge				
Absaugen und Sauer-stoffgabe				
Kälte- und Wärmean-wendungen und Einreiben				
Messen und deuten von Körperzuständen				
Körpernahe Hilfsmittel				
Verbandswechsel				
Versorgung mit Stoma				
Einmalkatheter und Abführmittel				
Häusliche Therapie-maßnahmen				
Zeit- und technik-intensive Maßnahmen				
Arztbesuche bewältigen				
Therapeutenbesuche be-wältigen				
Lange Besuche bei Arzt oder Therapeut (ab 3 Stunden)				
Diät oder andere Vorschriften einhalten				

Notizen

Modul 6: Alltagsleben und soziale Kontakte

	selbstständig	überwiegend selbstständig	überwiegend unselbstständig	unselbstständig Anmerkungen
Tagesablauf gestalten				
Ruhen und schlafen				
Sich beschäftigen				
Pläne machen				
Interaktion mit nahestehenden Personen				
Interaktion mit nahestehenden Personen				
Interaktion mit anderen Personen				

Notizen